全国中等医药卫生职业教育"十二五"规划教材

全口义齿工艺技术

（供口腔修复工艺技术专业用）

总 主 编　牛东平（北京联袂义齿技术有限公司）

副总主编　原双斌（山西齿科医院）

主　　编　赵　创（北京联袂义齿技术有限公司）

副 主 编　冯丽平（运城市口腔卫校附属口腔医院）

编　　委　（以姓氏笔画为序）

　　　　　石虹霞（山西齿科医院）

　　　　　李风富（北京中医药大学第二临床医院）

　　　　　张兴明（北京联袂义齿制作中心）

　　　　　徐　曼（北京卫校职业学院）

中国中医药出版社

·北京·

图书在版编目（CIP）数据

全口义齿工艺技术/赵创主编．—北京：中国中医药出版社，2014.11（2023.9重印）

全国中等医药卫生职业教育"十二五"规划教材

ISBN 978 – 7 – 5132 – 2033 – 0

Ⅰ.①全…　Ⅱ.①赵…　Ⅲ.①义齿学 – 中等专业学校 – 教材　Ⅳ.①R783.6

中国版本图书馆 CIP 数据核字（2014）第 214639 号

中 国 中 医 药 出 版 社 出 版

北京经济技术开发区科创十三街31号院二区8号楼

邮政编码　100176

传真　010 64405721

保定市西城胶印有限公司印刷

各地新华书店经销

*

开本 787×1092　1/16　印张 8　字数 176 千字

2014 年 11 月第 1 版　　2023 年 9 月第 5 次印刷

书　号　ISBN 978 – 7 – 5132 – 2033 – 0

*

定价 40.00 元

网址　www.cptcm.com

全国中等医药卫生职业教育"十二五"规划教材专家指导委员会

前　言

"全国中等医药卫生职业教育'十二五'规划教材"由中国职业技术教育学会教材工作委员会中等医药卫生职业教育教材建设研究会组织，全国120余所高等和中等医药卫生院校及相关医院、医药企业联合编写，中国中医药出版社出版。主要供全国中等医药卫生职业学校护理、助产、药剂、医学检验技术、口腔修复工艺专业使用。

《国家中长期教育改革和发展规划纲要（2010－2020年)》中明确提出，要大力发展职业教育，并将职业教育纳入经济社会发展和产业发展规划，使之成为推动经济发展、促进就业、改善民生、解决"三农"问题的重要途径。中等职业教育旨在满足社会对高素质劳动者和技能型人才的需求，其教材是教学的依据，在人才培养上具有举足轻重的作用。为了更好地适应我国医药卫生体制改革，适应中等医药卫生职业教育的教学发展和需求，体现国家对中等职业教育的最新教学要求，突出中等医药卫生职业教育的特色，中国职业技术教育学会教材工作委员会中等医药卫生职业教育教材建设研究会精心组织并完成了系列教材的建设工作。

本系列教材采用了"政府指导、学会主办、院校联办、出版社协办"的建设机制。2011年，在教育部宏观指导下，成立了中国职业技术教育学会教材工作委员会中等医药卫生职业教育教材建设研究会，将办公室设在中国中医药出版社，于同年即开展了系列规划教材的规划、组织工作。通过广泛调研、全国范围内主编遴选，历时近2年的时间，经过主编会议、全体编委会议、定稿会议，在700多位编者的共同努力下，完成了5个专业61本规划教材的编写工作。

本系列教材具有以下特点：

1. 以学生为中心，强调以就业为导向、以能力为本位、以岗位需求为标准的原则，按照技能型、服务型高素质劳动者的培养目标进行编写，体现"工学结合"的人才培养模式。

2. 教材内容充分体现中等医药卫生职业教育的特色，以教育部新的教学指导意见为纲领，注重针对性、适用性以及实用性，贴近学生、贴近岗位、贴近社会，符合中职教学实际。

3. 强化质量意识、精品意识，从教材内容结构、知识点、规范化、标准化、编写技巧、语言文字等方面加以改革，具备"精品教材"特质。

4. 教材内容与教学大纲一致，教材内容涵盖资格考试全部内容及所有考试要求的知识点，注重满足学生获得"双证书"及相关工作岗位需求，以利于学生就业，突出中等医药卫生职业教育的要求。

5. 创新教材呈现形式，图文并茂，版式设计新颖、活泼，符合中职学生认知规律及特点，以利于增强学习兴趣。

6. 配有相应的教学大纲，指导教与学，相关内容可在中国中医药出版社网站

（www.cptcm.com）上进行下载。本系列教材在编写过程中得到了教育部、中国职业技术教育学会教材工作委员会有关领导以及各院校的大力支持和高度关注，我们衷心希望本系列规划教材能在相关课程的教学中发挥积极的作用，通过教学实践的检验不断改进和完善。敬请各教学单位、教学人员以及广大学生多提宝贵意见，以便再版时予以修正，使教材质量不断提升。

中等医药卫生职业教育教材建设研究会

中国中医药出版社

2013 年 7 月

编写说明

目前，我国 60 岁以上老人占总人口比例约 11.5%，在未来几十年里，这一比例将会逐渐变大，可以预计会有越来越多的老年人由于牙齿完全脱落而需配戴全口义齿。随着社会进步，人们的生活水平越来越高，人均寿命在逐渐增加，全口义齿在患者口腔中使用的时间也会越久，况且现在老年人对美的追求也比以往更加强烈。我们牙科技术人员应该尊重和关注老年人的这种需求，只有充满爱心并严肃认真的工作，才能完成制作全口义齿这一充满挑战性的任务。为无牙颌患者制造功能良好和外观精美的全口义齿就是牙科技术人员的努力目标。

长期以来，由于对相关的方法、材料、工艺缺乏坚实的理论基础，人们往往觉得全口义齿技术很难而不太愿意付出更多精力来做此项工作，医生和技师之间也缺乏良好有效的沟通，缺乏彼此间的信任和尊重，所以影响了全口义齿的技术发展。因此，本书的目的在于激发医生和技师的兴趣，通过尽量浅显易懂的叙述来说明全口义齿的相关知识。相信会有许多牙科技师对全口义齿抱有浓厚的兴趣来学习钻研，同样也会有更多的牙科医生自愿地多下工夫为无牙的老年人配制高质量的全口义齿。

牙科医生和牙科技师的相互信任和了解是顺利工作的前提，牙科医生需要了解技师的工作过程，牙科技师也需要了解医生的临床工作程序，所以在本教材详细叙述了印模系统和颌位关系系统，为医生和技师相互了解奠定基础；本教材对牙科技师的工作重点即全口义齿排牙系统更是尽可能详细地予以说明。因为印模系统和颌位关系系统、排牙系统这三个环节是全口义齿成功修复的基石，也是重中之重，缺一不可，由此可看出医生和技师配合的重要性。为了方便学习，本教材也介绍了全口义齿制作的基础知识，以循序渐进的学习方法，引导学生逐步地认识全口义齿，并最终掌握全口义齿的制作基本方法与要领。如果牙科技师与牙科医生从一开始就对全口义齿抱有足够的耐心与信心，充满兴趣地进行学习，就一定会理解全口义齿技术的精髓。

《全口义齿工艺技术》是为适应我国中等口腔医学职业教育改革和发展的需要，经全国中等医药卫生职业教育"十二五"规划教材编委会审议通过而编写的中职口腔工艺技术教材。本教材在编写过程中，参考吸收了我国以及德、美、日的专业口腔工艺教材的各自特长，增加了操作过程的图片，既具有理论性又具有实践操作性，实用性更强，更加符合广大师生的需求。

本教材编委会由各医药校本专业的专家及长期从事本行业的技师共同组成。由于缺乏编写教材的经验，加之水平所限，不足之处在所难免，恳切希望广大师生提出意见和建议，以便再版时修订提高。

本教材在编写过程中得到了中等医药卫生职业教育教材建设研究会、中国中医药出版社及各院校的大力支持，在此致以衷心的感谢！

本教材在审定稿过程中，张秋娟、张峻道、王琴英等医师协助工作，一并表示感谢！

《全口义齿工艺技术》编委会

2014 年 7 月

目　录

第一章　无牙颌与全口义齿

 知识要点

　　本章重点介绍了上下无牙颌的重要解剖标志，以便技师日后工作中学会观察和分析无牙颌模型，此外还简单介绍了全口义齿的固位原理、组成及其制作流程。

第一节　无牙颌

牙列缺失患者的上下颌称为无牙颌（图1-1、1-2）。

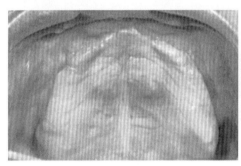
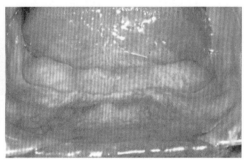

图1-1　无牙颌患者的口腔上颌照片　　　图1-2　无牙颌患者的口腔下颌照片

　　无牙颌组织是全口义齿的支撑基础，简单地说就好比是建造房屋所需的地基，所以牙科医生和技师必须完全熟悉无牙颌组织的解剖知识，才能制作出符合患者个人特点的有生命的全口义齿。

一、无牙颌上颌的解剖标志

（一）上颌牙槽嵴

　　上颌牙槽嵴呈弓形，为上牙列缺失后牙槽骨逐渐吸收而形成，无牙颌牙槽嵴上覆盖着一层黏膜，该黏膜与骨膜结合在一起，因此是不可动的。其承受能力与牙槽嵴的丰满程度及黏膜的厚度、弹性等有关（图1-3）。

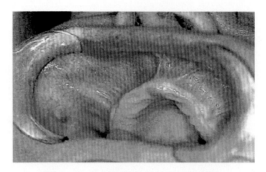

图 1 - 3 　口腔前庭中的上颌牙槽嵴

（二）上颌唇系带

　　上颌唇系带是位于口腔前庭上牙槽嵴唇侧中线上的一扇形或线形的折叠黏膜，是口轮匝肌在颌骨上的附着处，随着唇的功能活动而移动，义齿基托边缘在此应形成一"V"字形唇侧切迹，以适应上唇系带的活动（图 1 - 4、1 - 5）。必须仔细研究口内各系带的位置延伸和作用方向，以便在设计义齿边缘时加以考虑，使得它们不产生使义齿脱位的力并可使义齿边缘严密地吸附在黏膜上。

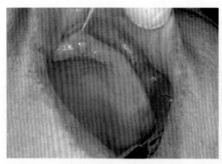

图 1 - 4 　上颌唇系带

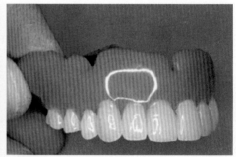

图 1 - 5 　义齿唇部切迹长而窄呈 "V" 形

（三）上颌颊系带

　　颊系带位于前磨牙牙根部，是呈扇形附着在牙槽嵴顶的颊侧黏膜皱襞。它将口腔前庭分为前弓区和后弓区。走向为后倾斜走向。一般义齿基托边缘在此处应形成相应切迹，以适应系带的活动，有利于义齿固位（图 1 - 6、1 - 7）。

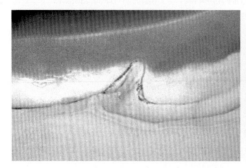

图 1 - 6 　基托边缘在系带处形成切迹

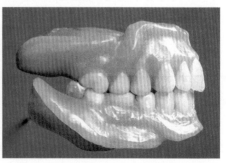

图 1 - 7 　义齿颊系带为后倾斜的走向

（四）上颌结节

上颌结节是上颌牙槽嵴两侧远端的圆形骨突，表面有黏膜覆盖，颊侧多有明显的倒凹（图1-8）。

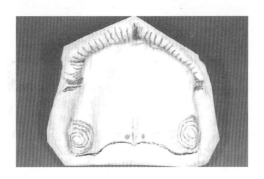

图1-8　在上颌模型上画出的螺旋环形是上颌结节，上颌义齿基托应将其包绕完全，它是上颌义齿重要的组织固位区

（五）翼上颌切迹

位于上颌结节之后，是蝶骨翼突与上颌结节后缘之间的骨间隙，表面覆盖黏膜，形成软组织凹陷，是上颌全口义齿两侧后缘的界限（图1-9）。

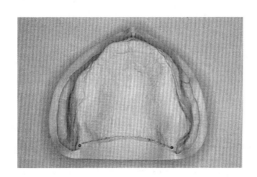

图1-9　翼上颌切迹，位于上颌结节之后，是蝶骨翼突与上颌结节后缘之间的骨间隙，表面覆盖黏膜，形成软组织凹陷，是上颌全口义齿两侧后缘的界限

（六）切牙乳突

切牙乳突位于腭中缝前分，上颌中切牙的腭侧，为一梨形或卵圆形的软组织突起。其下为切牙管，有鼻腭神经和血管通过，义齿基托在该处可稍作缓冲，以免压迫切牙乳突引起疼痛。

切牙乳突与上颌中切牙之间的距离是相对稳定的，而切牙乳突的位置也比较稳定，组织吸收对它的位置影响很小，因此可作为排列上颌中切牙的参考标志。作为上中切牙唇舌向位置的标志，中切牙唇面距切牙乳突中点 8～10mm，切牙乳突中点在两侧尖牙牙尖的连线上（图 1 – 10）。

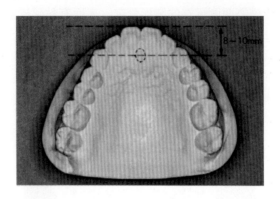

图 1 – 10　天然牙列的上中切牙的唇面位于切牙乳头中点前 8～10mm，切牙乳头在两侧尖牙牙尖连线上

（七）腭皱

腭皱位于上颌腭侧前部腭中缝的两侧，为不规则的波浪形软组织，有辅助发音的功能。

（八）上颌硬区

上颌硬区位于上腭中部的前分，表面黏膜较薄，没有弹性，易受压引起疼痛，有时局部可见不规则的骨质隆起。义齿在此处组织面应做缓冲处理。

（九）腭小凹

腭小凹是位于软硬腭连接处的稍后方，腭中缝后部两侧对称并列的两个小凹，左右各一个，为口内黏液腺导管的开口，腭小凹稍前位置可作为上颌义齿后缘的标志。

（十）颤动线

颤动线位于硬腭与软腭的交界处。当患者说"啊"时，软腭上提，当患者放松时，软腭又回到原来位置。通过重复此动作，硬软腭交界处就可见一褶皱，就是颤动线。然而，此边界线不是很好确定，它是一个区域而不是一条线，前、后颤动线之间的区域称为后堤区。严格地讲，颤动线位于硬、软腭交界处稍向后的部位，也就是在软腭上，因此如义齿后缘位于此线上，由于软腭的软垫作用可形成边缘封闭。一些临床医生考虑到硬、软腭的解剖交界，会将义齿后缘向后过度延长，这种观点不可取，因为义齿后缘延伸的过度将会导致呕吐反射和对可动黏膜的激惹，这种情况下义齿固位更差。准确地说，义齿后缘的准确位置应该由临床医生仔细检查患者口内黏膜情况来确定。

二、无牙颌下颌的解剖标志

（一）下颌牙槽嵴

下颌牙槽嵴成弓形，其结构与上颌牙槽嵴相似。上颌全口义齿的基础是上颌牙槽嵴和硬腭，下颌全口义齿的支撑基础只有下颌牙槽嵴。由于下颌支持咀嚼压力的面积较上颌小，所以下颌牙槽骨易发生压痛、吸收，使牙槽嵴变成刃状或低平状，造成下颌全口义齿的固位和稳定较差。对于下颌组织，医生和技师更应该仔细小心对待。

（二）下颌唇系带

下颌唇系带是位于下颌牙槽嵴唇侧中线的黏膜皱襞。一般情况下不如上颌唇系带清晰可见，义齿基托在此处也应形成相应切迹。

（三）下颌颊系带

下颌颊系带是位于下颌前磨牙牙根部的颊侧黏膜皱襞。全口义齿基托边缘在此处应形成切迹，该切迹应该能避让系带的活动，但同时也与系带形成良好的避让封闭效果，即贴合效果。

（四）下颌前弓区

下颌前弓区是位于下颌唇颊系带之间的区域。义齿基托在此区内可充分伸展，边缘应与唇颊可动黏膜形成良好的贴合封闭效果。

（五）颊侧翼缘区

颊侧翼缘区位于下颌颊系带与咀嚼肌下段前缘之间。当下颌牙槽嵴过度吸收时，该区又称颊棚区。其外界是外斜嵴，内侧为牙槽嵴顶，近中是颊系带，远中为磨牙后垫。此区面积较大，骨质致密，也是一个与𬌗力垂直的较宽部位，适合于支撑义齿（图 1 – 11、1 – 12）。

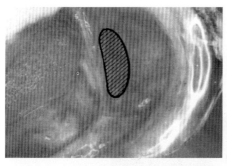
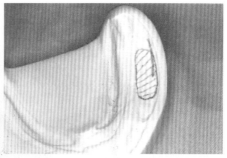

图 1 – 11　颊侧翼缘区位于下颌颊系带与咀嚼肌下段前缘之间。外界是外斜嵴，内侧为牙槽嵴顶，近中是颊系带，远中为磨牙后垫

图 1 – 12　颊侧翼缘区是一个垂直于𬌗力方向的较宽的区域，当下颌牙槽嵴过度吸收时，该区又称颊棚区，是支撑义齿的合适区域

（六）远中颊角区

位于咀嚼肌前缘颊侧翼缘区后方，因为受到咀嚼肌前缘活动的影响，义齿基托边缘不可在此处伸展过多，否则会引起压痛并造成义齿脱位。

（七）磨牙后垫

磨牙后垫是位于下颌第三磨牙远中，牙槽嵴远端的黏膜软垫，呈梨形、圆形或卵圆形，覆盖在磨牙后三角区，是下颌全口义齿的后界封闭区。从组织学上来看，磨牙后垫的前半部分为纤维致密的结缔组织，后半部分为含有腺体的组织。在无牙情况下，很难用肉眼分辨它们，所以在临床上这两部分统称为磨牙后垫。

后封闭区可以使义齿边缘覆盖在有弹性的腺体组织上（图 1 - 13），但是如果过于靠后，会有可能挤压患者的舌根，所以义齿后缘应覆盖磨牙后垫 2/3（图 1 - 14）。

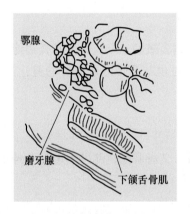
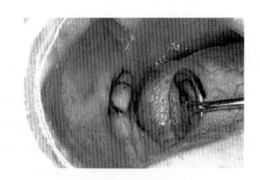

图 1 - 13　磨牙后垫的后半部分充满了有弹性　　图 1 - 14　义齿远中边缘应覆盖磨牙后垫 2/3
的腺性的腺体组织。当义齿边缘置于这一组
织上时，义齿可获得边缘封闭

磨牙后垫由于相应的颞肌纤维的不断刺激可维持其形状和位置。缺牙后其组织吸收很少，因此它是非常重要的解剖标志，对于牙齿排列定位有重要的指导意义。一般来说，后牙𬌗平面与磨牙后垫 1/2 处相平（图 1 - 15）。

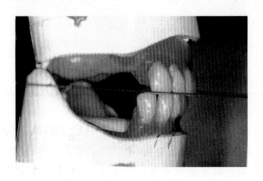

图 1 - 15　后牙𬌗平面与磨牙后垫 1/2 平齐

磨牙后垫舌侧缘延伸至尖牙的近中邻面的连线称为 pound 线，下颌后牙的舌尖在舌面上不得超过此线（图 1 – 16）。

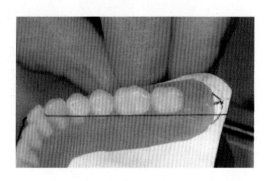

图 1 – 16　pound 线从尖牙的近中缘通向磨牙后垫的舌面壁

（八）舌系带

位于口底的中线部。是连接口底和舌腹的黏膜皱襞，随舌活动度较大，下颌全口义齿在此处应避让舌系带的活动，如果压迫舌系带，会压伤舌系带并造成义齿脱位。在口腔内，最重要、最有力但最经常被牙科技工忘记的肌肉是舌。舌对全口义齿（特别是下颌）的固位和功能具有重要意义。对于老年患者，当后牙长期缺失未修复时，此时患者舌体会相应增大，制作全口义齿是相对比较困难的。

（九）下颌隆突

下颌隆突是位于下颌前磨牙区舌侧的骨突。该骨突可见于单侧或双侧，形状和大小不一，其上黏膜较薄，受压易产生疼痛。与之相应的基托组织面应做缓冲。

（十）下颌舌骨嵴

位于下颌后部的舌侧，从第三磨牙区斜向前磨牙区，由宽变窄，其表面覆盖的黏膜较薄，此处应适当缓冲。其下方有不同程度的倒凹，目前存在不同争议，一般认为可将义齿缘适当伸长以进入该倒凹来辅助义齿固位，但同时应注意患者的感觉，如有不适，可适当加以调整。

（十一）舌侧翼缘区

舌侧翼缘区是与下颌全口义齿舌侧基托接触部位的解剖标志，从前到后有很多软组织。该区是下颌全口义齿重要的固位区域，此处基托应有足够的伸展。义齿舌侧翼的后缘可以通过连接下颌舌骨嵴下 4 ~6mm 和磨牙后垫所得到的标志线来确定（图 1 – 17）。

通常认为义齿边缘向后向下适当延长将有利于义齿的固位与稳定（图 1 – 18）。

三、无牙颌的分区

无牙颌各部分的组织结构不同，承受𬌗力的能力也不同。根据无牙颌组织结构特点

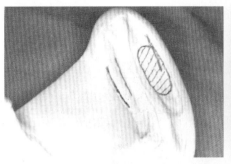 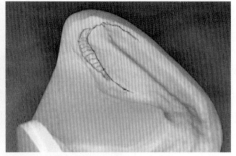

图1-17 制取的印模必须覆盖下颌舌骨 图1-18 为了获得固位和稳定，义齿后
嵴下4~6mm的边缘 缘应该向后向下延长

可将其分为主承托区、副承托区、边缘封闭区和缓冲区。

（一）主承托区

主承托区指上下颌牙槽嵴顶的区域，是承受殆力的主要部位，义齿基托应与主承托区黏膜紧密贴合。

（二）副承托区

副承托区是指上下颌牙槽嵴的唇颊和舌腭侧，不包括硬区。副承托区与唇颊的界限为口腔前庭黏膜反折线，与舌的界限为口底的黏膜反折线。副承托区不能承受过大压力，只能协助主承托区分担部分殆力。

（三）边缘封闭区

牙槽嵴上覆盖的黏膜为固定黏膜，唇颊舌等肌肉为可动黏膜，固定黏膜与可动黏膜之间的过渡可理解为移动黏膜，此区具有一定的厚度和长度。义齿边缘必须完全准确密封该区域，并与可动黏膜产生贴合。如果义齿边缘在唇颊侧、舌侧和后部仅仅达到不可动与可动黏膜分界处，而没有一定的厚度形态，则不会产生密封。上述分界处为"边缘封闭区"。义齿边缘的密封不得被肌肉运动所破坏，因此人们也称义齿的边缘为功能缘。全口义齿边缘的密封性是义齿固位最重要的因素。

同时，上颌半口义齿后缘保持与软硬腭交界处肌肉的密封也非常重要。所以上颌义齿后部应保持对后部软腭肌肉的适当压迫以产生密封。过度向后延伸上颌后缘并不利于义齿的固位，同时如果过度压迫也会因肌肉的反弹活动而影响密封且易产生压痛。

（四）缓冲区

缓冲区主要指无牙颌的上颌硬区、切牙乳突、颧突、下颌舌骨嵴以及牙槽嵴上的骨尖、骨棱等部位，其表面覆盖的黏膜很薄，不能承受咀嚼压力，应使义齿基托组织面与该区组织存在缓冲空间，以免组织受压产生疼痛。

四、牙列缺失后的组织改变

（一）颌骨的改变

牙列缺失后，上下颌骨的改变主要是牙槽突吸收、萎缩成牙槽嵴。随着牙槽嵴的吸收，上下颌骨逐渐失去原有的形状和大小。牙槽嵴吸收在牙缺失后前 3 个月最快，3 ~ 5 个月吸收速度减慢，大约 6 个月后吸收速度明显下降，拔牙后 2 年吸收速度趋于稳定。剩余牙槽嵴以每年约 0.5mm 的水平吸收，并持续终生。因此，取印模应在拔牙后 3 ~ 5 个月，最早也应在 1 个月之后进行。如过早取印模，义齿完成后，基托与黏膜之间可出现间隙，影响义齿的稳定和固位。

1. 上颌骨的改变

上颌牙槽嵴唇颊侧骨板较腭侧骨板薄、疏松，因此外侧骨板吸收快而多，结果是上牙弓逐渐变小，牙槽嵴变低变窄，腭穹隆变低变浅（图 1 – 19）。

2. 下颌骨的改变

下颌骨舌侧骨板较唇侧骨板薄、疏松，内侧骨板吸收快而多。结果使下颌弓相对逐渐变大，牙槽嵴变低变窄。吸收严重者，下颌舌骨嵴外斜线、颏孔等可接近牙槽嵴顶（图 1 – 20）。

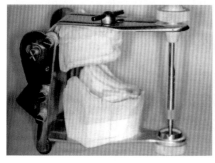 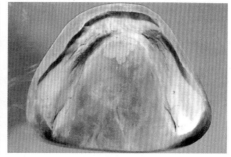

图 1 – 19　一个特殊的颌关系，患者的下颌特大而上颌特小　　**图 1 – 20　下颌牙弓变大，牙槽嵴吸收严重**

（二）软组织的改变

牙槽骨因不断吸收，变得低而窄，使附着在颌骨上的唇颊舌系带与牙槽嵴顶的距离变短甚至与之平齐，唇颊、舌沟变浅。

口腔黏膜因失去正常的功能刺激，发生萎缩，变薄变平，弹性润泽度变低，对疼痛和压力的敏感性增强。

面颊部软组织由于缺乏牙的支持和功能性刺激，失去正常的张力和弹性而内陷。面下 1/3 高度变短，口角下垂，鼻唇沟加深，口周皮肤皱褶增多，使面容变得苍老。

牙列缺失后，舌失去下颌牙列的限制，向前向外扩张，舌体变大，影响下颌义齿的固位。

第二节 全口义齿基本知识

无牙颌患者配制的义齿称为全口义齿。全口义齿可分为上颌半口义齿和下颌半口义齿，全口义齿也称为总义齿。

一、全口义齿的组成

全口义齿由以下几部分组成：

1. 上颌和下颌义齿基托。

2. 义齿基托边缘区。

3. 人工牙。

（一）义齿基托

义齿基托是义齿的一部分，它的任务是补偿牙脱落和牙槽骨吸收所引起的组织损失。义齿基托具有组织面和磨光面。基托组织面是义齿基托与相应口腔黏膜接触的面，二者之间必须紧密贴合才能形成大气负压和吸附力，使义齿在口腔中获得固位并均匀分散殆力。除了个别缓冲区、封闭区外，一般组织面的形态由口腔组织来决定。而基托磨光面是义齿基托与唇、颊、舌黏膜接触的面，也是技工操作形成的主要面，一般基托形态就指的是义齿磨光面的形态。

1. 上颌义齿基托的唇颊侧形状特点（图 1-21）

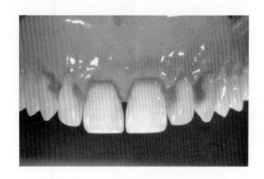

图 1-21 上颌义齿基托唇颊侧形态

（1）唇颊侧呈凸形，在上颌结节区的凸度很大。

（2）颊侧后牙区应相应于邻接肌肉形状来成形，以便于与肌肉良好贴合。

（3）牙龈乳头应成凸形。

2. 上颌义齿基托的腭侧形状（图 1-22）

（1）腭板应薄而结实。

（2）应保证舌的自由活动性。应避免在后牙区形成倒凹部位。

（3）可对腭皱襞进行成形处理，也可以不处理。

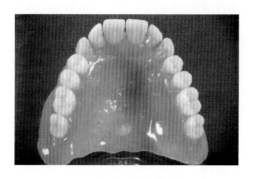

图 1-22 上颌义齿腭侧基托形态

3. 下颌义齿基托的唇颊侧形状

（1）基本上应呈凹形。

（2）颊侧后牙区相应于邻接肌肉的形状来成形。

（3）牙龈乳头应呈凸形。

4. 下颌义齿基托舌侧形状（图 1-23）

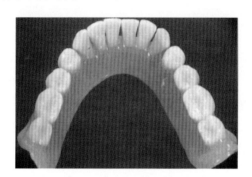

图 1-23 下颌义齿基托舌侧形态

（1）应保证舌的自由活动性，而且在后牙区不形成倒凹部分。

（2）颌舌骨线一般情况下是义齿基托的舌侧边界线。

（二）义齿基托的边缘区

义齿边缘区对义齿的位置稳定性和吸附固位是很重要的，因此应仔细成形。

1. 上颌义齿封闭缘

（1）保证唇部肌肉的运动自由性，并形成唇侧封闭。

（2）应考虑到颊系带和结节区基托的延伸，并进行颊侧密封。

（3）应注意 A 区，即硬腭和软腭的过渡区，在此区也应形成后部密封。考虑到个别患者会出现呕吐反应，一般义齿基托的后界边缘只延伸到软腭起始区。

一般来说，义齿颊侧封闭比唇侧封闭更重要，同时，如果义齿后缘在 A 线处不密封，整个义齿则无吸附效果。

2. 下颌义齿封闭缘

（1）在保证颊部和唇部运动自由的前提下，实现颊侧和唇侧封闭。

（2）舌侧封闭和舌下封闭。

（3）磨牙后垫的覆盖。

（三）人工牙

人工牙可分为前牙区和后牙区。

1. 前牙区作用

（1）美学功能。

（2）咬断和支撑作用。

（3）对唇的支持作用。

（4）使发音保持正常。

2. 后牙区作用

（1）发挥静力稳定作用。

（2）使牙弓可靠地进行功能运动。

（3）发挥嚼碎食物的动态功能。

二、全口义齿的类型

（一）按基托材料分类

1. 塑料基托全口义齿

塑料基托颜色近似口腔黏膜组织，美观、重量轻、便于衬垫和修改。缺点是强度差，温度传导性差、体积较大异物感强，也有极少数患者对塑料单体过敏。

2. 金属基托全口义齿

金属基托一般用铸造法制成，强度高、体积薄、温度传导性好，而且形态的准确度高（不会因吸水、脱水而产生体积变化），自洁作用好，缺点是难以修补及衬垫，颜色不美观，主要用于咬合力大义齿易折断者。

（二）按使用目的分类

1. 暂时全口义齿

患者拔牙后为了恢复患者的容貌和咀嚼功能，在一定期限内使用的全口义齿。

2. 最终全口义齿

拔牙后无牙颌牙槽嵴基本上不发生明显吸收时制作的全口义齿。全口义齿也还可以根据其他形式分类，对于初学者来说意义不是太重要。

三、全口义齿的固位

全口义齿的固位是指义齿抵抗从患者口内垂直脱位的能力。义齿没有良好的固位，就无法实现其基本功能，并会使患者感到焦虑和难堪。优良的全口义齿首条标准即是在患者行使功能时具有良好的固位。一般情况下患者都会对全口义齿抱有宽容的态度，他们会努力去适应义齿，所以在临床上会发现许多固位不是太理想的义齿并没有引发患者大的抱怨，但这并不是我们牙科医生和技师的目标。我们应当尽全力为患者制作高质量标准的义齿，这是我们应具有的职业道德。

全口义齿的固位主要依靠下列四种因素：

（一）牙槽嵴的解剖倒凹

当患者的牙槽嵴比较高而宽时，在上颌牙槽嵴的唇颊侧及上颌结节区，下颌牙槽嵴的唇颊侧及舌侧翼缘区往往存在不同程度的软组织倒凹，这对牙科医生和技师来说无疑提供了有利于义齿固位的条件。全口义齿需要合理利用此种倒凹来增加义齿的固位性。但可惜的是，这种条件并不是每个患者都具备，绝大多数患者都因为缺牙时间过长，牙槽嵴过度吸收而不存在此种生理倒凹。

（二）吸附力、粘合力和大气压力

1. 吸附力与粘合力

吸附力是指两种物体分子之间相互的吸引力。粘合力是指同种分子之间的吸引力。为了使全口义齿在无牙的牙槽骨上得到固位，必须使义齿基托和黏膜间出现吸附效应。为此，必须使义齿基托组织面与黏膜形状完全一致，以便使黏膜上的唾液在义齿压迫下至少可部分地从义齿基托下方流出来。这样一来，唾液的吸附力和粘合力就可充分发挥作用，因而把义齿基托吸附在黏膜上。其中唾液和基托、黏膜之间产生吸附力，而唾液分子之间存在着粘合力。为了能更形象地理解此过程，可以在两块玻璃板间滴上水并压合在一起，之后要费很大的力气才能把这两块玻璃分开。

上述强大的吸附效应依赖于两个基本条件：

（1）基托与黏膜之间应完全密合。

（2）必须有一薄层唾液的存在以实现基托与黏膜完全无任何缝隙的密封。

这两个条件缺一不可。如果基托与黏膜之间不密合，唾液将无法完全充满它们之间就存在的较大的缝隙，将导致义齿丧失吸附力。或者义齿与黏膜表面上很密合，但没有唾液与水分的存在，则无法实现基托与黏膜间完全密封的水分子吸附效应，也将导致吸附力失败。所以临床上患者唾液的量和黏稠度对义齿实现吸附效应有很重要的影响。为口干症患者配戴全口义齿是非常困难的，只能依赖水或者其他医用液体来帮助其实现吸附力。

2. 大气压力

根据物理学原理，当两个物体之间产生负压，而周围空气不能进入时，外界的大气压力将两个物体紧压在一起，只有使用一定的力量破坏了负压之后，才能将两个物体分开（图1-24）。

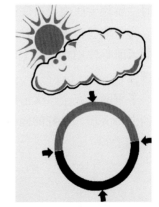

图1-24 当两个物体之间产生负压，外界的大气压力将两个物体紧压在一起

同样，全口义齿基托与黏膜之间完全被唾液水分子密封之后将产生负压，大气压力将义齿紧紧压在黏膜上从而产生固位力。全口义齿的固位几乎完全依靠气压差，该气压差依靠功能缘来永久保持。有经验的患者在戴上全口义齿后会使劲抽气，因而提高了负压，增强了固位。

（三）咬合静力

当义齿实现了密合吸附效应并具有功能边缘时，义齿在患者说话、打口哨、微笑时就具有了正常的固位性，但当患者在咀嚼功能状态下，义齿是否能保证稳定则更为关键。当义齿具有足够固位的时候，有些患者甚至可以用前牙咬苹果而义齿不致脱落。但是对大多数老年患者而言，能够用后牙正常咀嚼中硬度的食物已经是非常满意的了。

天然牙齿的牙根埋在牙槽骨内，牙周组织具有神经敏感保护性，可防止牙齿过度负荷。全口义齿人工牙都位于义齿基托上，在咬合方面人工牙形成一个整体来工作。在义齿基托上的各人工牙总是相互关联的，这样偏斜的负荷力及咬合障碍会引起义齿基础不稳或者在义齿基础上产生压伤点。通过合理的牙齿排列可以使义齿产生均匀的静态咬合力及产生最佳的杠杆平衡，从而保证义齿的稳定。在正确的咬合静力作用下，基托与黏膜之间的吸附效应会得到加强，从而促进义齿的固位。

为了得到正确的咬合静力，牙科医生需要提供正确的颌位记录。严格地讲，颌位关系甚至比精确印模更为重要。因为正确的颌位关系可以建立正确的咬合，而正确的咬合能促进义齿的固位。反之，即使义齿拥有良好的休息固位，但错误的咬合关系仍会使义齿产生有害杠杆撬动，从而破坏义齿的密封固位。因此，在咀嚼时义齿的固位与稳定具有重要的实际意义。

（四）正确的基托磨光面形态

当上下牙列缺失后，口腔内出现一个空间，义齿就处在该位置，也是唇颊肌与舌肌内外力量相互抵消的区域，称之为中性区。戴全口义齿的患者在咀嚼、说话、吞咽等动作时，唇颊舌肌肉及口底肌肉都参与活动，而且各肌肉收缩的力量、大小及方向各不相同。为争取获得有利于稳定的肌力和尽量减小不利的力量，需制作良好的磨光面形态。唇颊舌肌等作用在基托上能对义齿产生挟持力，使义齿更加稳定，也可将其称为"肌肉捆绑性"。

了解和研究全口义齿的固位因素及原理，有利于医生和技师为患者制作具有良好功能的全口义齿，良好的固位和稳定是全口义齿修复成功的要素。

第三节　全口义齿的制作流程

对于患者来说，义齿最好能迅速地制作出来。为了满足这些期望，牙科医生和牙科技师须密切合作，如果把牙科医生进行的主要处置工作和牙科技师进行的技术工作表达出来，则主要的工作阶段有 15 个。

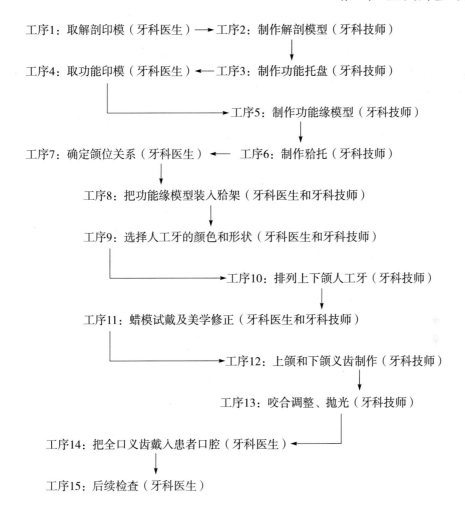

工序1：取解剖印模（牙科医生）——→ 工序2：制作解剖模型（牙科技师）

工序4：取功能印模（牙科医生）←—— 工序3：制作功能托盘（牙科技师）

——————————→ 工序5：制作功能缘模型（牙科技师）

工序7：确定颌位关系（牙科医生）←— 工序6：制作殆托（牙科技师）

工序8：把功能缘模型装入殆架（牙科医生和牙科技师）

工序9：选择人工牙的颜色和形状（牙科医生和牙科技师）

——————————→ 工序10：排列上下颌人工牙（牙科技师）

工序11：蜡模试戴及美学修正（牙科医生和牙科技师）

——————————→ 工序12：上颌和下颌义齿制作（牙科技师）

工序13：咬合调整、抛光（牙科技师）

工序14：把全口义齿戴入患者口腔（牙科医生）←

工序15：后续检查（牙科医生）

思 考 题

1. 上颌牙槽嵴呈（　　）形，无牙颌牙槽嵴上覆盖着一层黏膜，该黏膜与（　　）结合在一起，因此是不可动的。其承受能力与（　　）及黏膜的厚度、弹性等有关。

2. 上颌唇系带是（　　）在颌骨上的附着处，义齿基托边缘在此应形成一（　　）字形唇侧切迹，以适应上唇系带的活动。

3. 颊系带将口腔前庭分为（　　）区和（　　）区。走向为（　　）走向。一般义齿基托边缘在此处应形成相应切迹，以适应系带的活动，有利于义齿固位。

4. 翼上颌切迹位于（　　）之后，是（　　）与上颌结节后缘之间的骨间隙，表面覆盖黏膜，形成软组织凹陷，是上颌全口义齿（　　）的界限。

5. 中切牙唇面距切牙乳突中点（　　）mm，切牙乳突中点在两侧（　　）的连线上。

6. 磨牙后垫由于相应的颞肌纤维的不断刺激可维持其形状和位置，对于牙齿排列定位有重要的指导意义。一般来说，后牙殆平面与磨牙后垫（　　）处相平，义齿后缘应覆盖磨牙后垫（　　　）。

7.（　　　　）延伸至（　　　　）的连线称为 pound 线，下颌后牙的（　　）在舌面上不得超过此线。

8. 全口义齿由（　　　　）、（　　　　）和（　　　　）组成。

9. 全口义齿主要依靠牙槽嵴的解剖倒凹、（　　　　）、咬合静力、正确的基托磨光面形态这四种因素实现固位。

第二章　印模和模型

知识要点

　　虽然全口义齿的制作步骤非常多，但对于牙科医生和技师来说，其实工作的第一部分目标是要获得一副完美的功能性模型，即流程中的工序 1~5。全口义齿组织面和边缘的位置形态完全由功能性模型所决定，而模型来源于印模，因此牙科医生和牙科技师要充分理解功能印模的重要意义。

第一节　解剖印模

　　制作全口义齿的第一道工序是制取无牙的上颌和下颌解剖印模，也可称其为初印模。为了取得该印模，牙科医生要使用成品托盘（图 2-1）。

　　上颌托盘的大小可用圆规来确定，也就是用圆规测量结节区域的牙弓宽度。当把测量后的圆规双脚放在上颌托盘上时，其正好贴在托盘内壁上，则该托盘大小合适（图 2-2、2-3）。在下颌，用圆规测量下颌磨牙后垫舌侧宽度，并据此选择合适的托盘（图 2-4）。

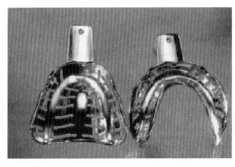

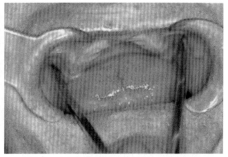

图 2-1　为了取得该印模，牙科医生要使用成品托盘

图 2-2　用特种圆规测定结节区域的上颌宽度值

　　通常用藻酸盐印模材来填充托盘，当患者腭穹隆较高时，为了把腭盖直至"啊"线处都反映出来，应先用手指把印模材料抹到腭上，然后再把装有印模材料的托盘放入患者口腔，托盘应正确地对准患者的颌骨，不要偏移或倾斜，以避免软组织挤压严重变形。托盘的任何部位原则上都应均匀地有一定厚度的印模材，不要被挤压贯通。取下颌

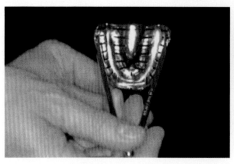 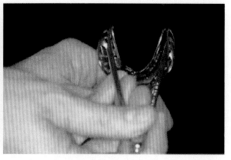

图2-3 利用圆规张角值来选择正确的托　　图2-4 在测定下颌宽度后，应根据磨
盘大小　　　　　　　　　　　　　　　　牙后垫位置选择合适的托盘

印模应注意让患者的舌部不要受压，并自由从托盘中部伸出，以便正确地取出舌侧边缘的位置。

初印模除了要求印模材紧密地结合于托盘上外还必须反映出具有重要功能的各部位和软组织，而且后者不得受到严重挤压，否则应当由牙科医生提供新的印模。

下颌初印模应完整地包含磨牙后垫、口底边缘，以及唇颊侧黏膜转折线以及各系带的位置形态（图2-5）。

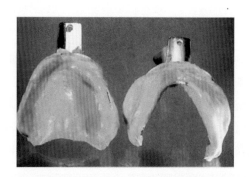

图2-5 用无牙颌成品金属托盘和藻酸盐印模材料取得的印模

第二节　解剖模型（初模型）

上颌和下颌解剖模型的制作是全口义齿制作过程中的第二道工序。此工序是由牙科技师来完成的。

在用藻酸盐材料取得印模后20分钟（不要过早或过晚），应对印模进行灌注，以便使模型达到最高的形状准确度。此时一般采用Ⅲ级硬度石膏。

先用流水轻轻冲洗印模，以去除唾液层。然后用微气流去除印模内的湿气，不可用强气流，因为这会使印模材料在托盘内移位。一旦发生移位，印模将无法恢复原状。但印模表面也不能过于干燥，它应是发亮或发光的。用锐利小刀修掉托盘背部的多余印模材料，这是为了防止印模放在技工室加工台上时藻酸盐与台面接触而产生变形。然后按正确水粉比例在真空状态混合石膏，每个模型大约用石膏150g。一般从印模的一侧放入石膏，轻轻振动使石膏均匀地流向另一侧印模。以免陷入空气而形成气泡。仔细观察石膏的流动并添加石膏直至注满印模，然后把剩余石膏糊放到塑料垫上形成大约 15mm 的厚度，将初印模轻轻压入以形成模型底座，并用调拌刀仔细成形与修正石膏，使卷起部分进入模型各侧面，仔细去除多余石膏，尤其是下颌牙槽嵴的舌侧，进行塑形直至表面平整。

在灌注 45 分钟至 1 小时后从印模中分离出模型。如果藻酸盐与石膏接触时间较长，石膏模型表面会表现为粗糙。也不能太快取下模型，以免石膏还未硬化造成破坏。观察模型是否合格，然后将其在模型修整机上修整成形。

应在解剖模型上看出来的特征结构：

1. 上颌模型的特征结构

（1）唇系带。

（2）颊系带。

（3）前庭皱襞。

（4）上颌结节。

（5）切牙乳头。

（6）腭皱。

（7）腭中缝。

（8）腭隆突。

（9）A 线。

（10）腭小凹。

2. 下颌模型的特征结构

（1）唇系带。

（2）颊系带。

（3）前庭皱襞。

（4）内部舌空间。

（5）口底边界处的拱起。

（6）磨牙后垫。

（7）舌系带。

（8）颏孔区。

第三节 功能托盘

全口义齿制造过程的第三道工序是制作上颌和下颌功能托盘。此项工作由牙科技师来完成。印模托盘可分为厂家生产的各种尺寸的普通托盘和为某个患者定做的个别功能托盘。功能托盘应在尺寸和形状上模仿已成品义齿，能将印模材送入口内，控制并限制材料使它能准确记录义齿承托区的微小细节。在当今全口义齿修复工艺中，已将制作个别功能托盘规定为全口义齿修复的标准程序，它对义齿边缘密合精度有很重要的辅助作用。

功能托盘材料：制作功能托盘的材料有自凝丙烯酸酯、而真空或压力设备中则使用热塑树脂片或者光固化型树脂材料。用自凝树脂优点是简单便宜，有各种颜色，其缺点是存在后续收缩，其收缩能持续 24 小时。为了防止塑料因后续聚合现象而引起托盘变形，因此要求在进行患者口腔中正式取功能印模的一天之前或更早一些把用自凝树脂材料制作的功能托盘制作出来。

热塑性树脂片可在压膜机中加热后压到解剖模型上而制成形状正确的托盘，本章中第四节的图例就是用该方法制成的个别托盘。

近来，人们已研制出适合于制作功能托盘的光聚树脂，其后续收缩量非常小，而且操作更简单方便，是理想的功能托盘材料。

功能托盘的技工制作：

1. 模型分析和功能托盘边界描画

上颌模型的边缘描画：如果牙科医生制取的初印模质量良好，则牙科技师可轻松地把腭板后部边界的正确位置画在模型上（图 2 - 6）。

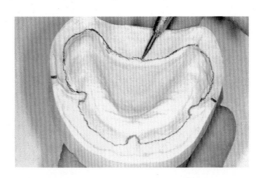

图 2 - 6　上颌腭板后部边界是两个结节延伸部的连线，但要避开腭小凹

在模型边缘处标出第一磨牙的位置，再把铅笔斜成 45°角插入黏膜转折内画出前庭边界（图 2 - 7）。

在画剩余的系带边界时，应当用铅笔尖紧贴着系带附着处描画，其中要特别注意唇系带（图 2 - 8）。

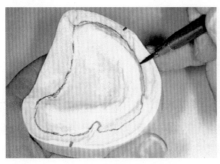 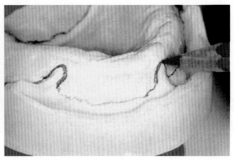

图 2 - 7　功能托盘前庭边界的画法：铅笔以 45°倾角深入黏膜转折深处描写　　图 2 - 8　应把各系带的附着处用笔尖紧贴着描画出来

在完成后部边界的其余段落时，铅笔应直立（图2-9）。

上颌模型还有一项准备步骤是在模型上刻出后堤区，该堤宽2~5mm，深约0.5~1mm（图2-10）。

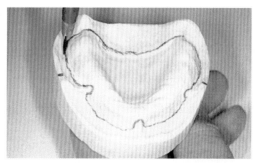 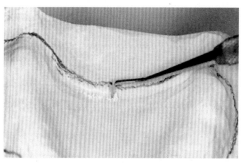

图2-9 在画后部其余边界时，应使铅笔直立地把已画好的前庭处界线连接起来即可

图2-10 在模型上用后堤区标出腭板的后部边界，该堤的宽度为2~5mm，深度为0.5~1mm

下颌模型的边缘描画：如（图2-11~2-15）。应特别注意观察下颌舌侧边界，磨牙后垫，颊侧黏膜转折处以及颊系带的位置。敏锐的观察能力对牙科技师认识模型边界有重要的帮助。

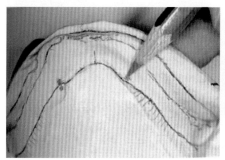 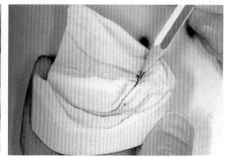

图2-11 在一个严重吸收的牙槽嵴附近画出托盘前区舌面边界

图2-12 在离颊棘1.5cm的部位，根据该处最浅点的高度来决定托盘边界起始点的位置高度

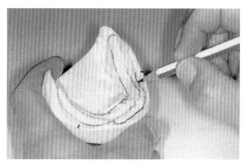 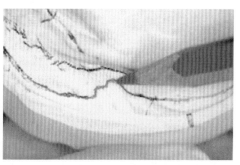

图2-13 前庭区托盘边界的描画（请注意铅笔呈45°倾角）

图2-14 把铅笔尖紧贴着系带来描画其边界，并几乎描画到最高的附着点处

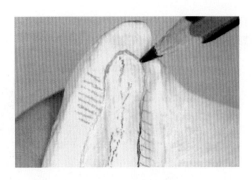

图 2 - 15　在磨牙后垫后部画出边界线

2. 用蜡填补严重倒凹并在模型上贴一层基托蜡作缓冲。

3. 在模型上及覆盖缓冲蜡部分涂分离剂。这样随后取下托盘时会很方便。

4. 用厂家提供的比例分别取出适量的牙托和牙托水，并在适当容器内调拌（图 2 - 16）。

5. 当树脂不再粘手时可成团取出，放到定厚滚压器上压成厚度均匀的饼状，一般要求其厚度为 3mm（图 2 - 17）。

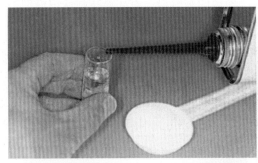 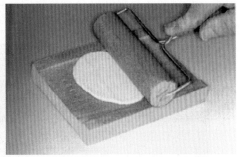

图 2 - 16　用随商品附带供应的量勺和量杯量 **图 2 - 17　在定厚滚压器上把塑料团压成**
出适量的牙托粉和牙托水，并在适当的容器中 **厚度均匀的饼**
调拌

6. 把树脂饼铺到模型上并贴合到模型各处，再用锋利的工具进行切割，原先画出的边界线不许露出来。可把工具刀用单体润湿，仔细沿线切下多余部分，注意在前庭黏膜转折处还应增加一点树脂，以便达到所需的边缘厚度。功能托盘成形应光滑而干净，以减少用铣刀、砂轮进行的磨修工作量。

7. 用多余材料制作托盘柄，托盘柄应接近前牙的位置（图 2 - 18）。应特别注意避免托盘柄水平向外伸出（图 2 - 19），以免干扰患者的唇部运动而导致印模不准确。

8. 待托盘硬化后，从模型上取下并用车针修整。首先用砂轮垂直于牙槽壁打磨到事先用铅笔画出的边缘处（图 2 - 20）。

为了防止把模型边缘打磨得太多，应保留所画出的线，然后把托盘边缘打磨到所需厚度并加以抛光，以去除可能使患者感觉不舒服的粗糙区域。用浮石轻轻打磨边缘使其表面光滑。

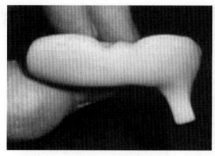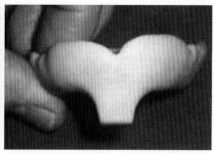

图 2-18 托盘柄应接近前牙的位置

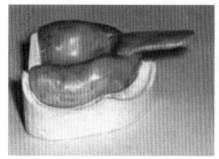
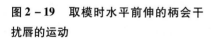

图 2-19 取模时水平前伸的柄会干扰唇的运动

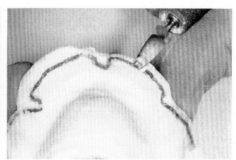

图 2-20 把模型边缘打磨到事先画好的边界处。此时应注意使工具处于正确的走行方向

9. 托盘放到模型上检查边缘是否准确地对应所画的线，如合适则放在模型上备用。

第四节 功能印模

制作好上颌和下颌功能托盘，则可进入第四道工序，即由牙科医生制取功能印模。

一、功能托盘的试戴检查

个别功能托盘应在取模前先放入患者口内进行试戴，唇颊部肌肉在托盘就位后不得被扩张而引起系带的拉伸，任何不协调处都必须由牙科医生仔细地加以排除。如果牙科技师提供的功能托盘在进行试戴时较多部位发生干扰接触，则意味着他有可能把功能托盘的边缘做得太长，或者对系带处未做足够宽和深的缓冲。牙科医生应对托盘仔细地修整，以便使其达到正确形态（图 2-21、2-22）。

下颌功能托盘在舌部抬高时托盘不脱位，则表明托盘的舌侧边缘不长。托盘在上颌应覆盖到颤动线处，下颌应覆盖磨牙后垫。在进行了各项修整后，医生应对托盘边缘进行抛光，然后即可取功能印模。此处详细介绍医生对患者所做的工作，目的是为了使牙科技师了解牙科医生的工作，以便与其良好地配合。

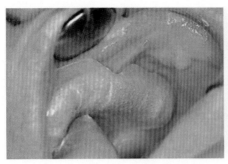 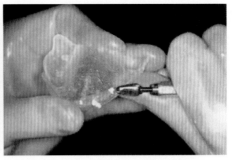

图 2 - 21　托盘边缘必须紧密贴合于颊系带上

图 2 - 22　牙科医生对托盘仔细地做修整，使其达到正确形态

二、功能边缘的塑形

用适当材料使功能缘成形是使全口义齿产生固位吸附力的基本前提条件。可以作以下类比：为了使一个半球壳吸附在桌面上，必须加密封圈。吸住的方式是，对半球壳加压使空气排出一些。为了把半球壳从桌面上取下来，则必须加力使密封圈在某处被掀开，造成内外气压平衡，于是就可把半球壳从桌面上取下来了。上述原理完全类似于无牙颌牙槽嵴上的全口义齿固位机制。只是全口义齿的密封缘是刚性的树脂，密封发生于牙槽嵴外湿润的软组织上，而牙槽嵴上是被不可动黏膜覆盖的，义齿边缘（即密封缘）必须与可动黏膜贴合。如果义齿边缘仅仅到达不可动和可动黏膜的分界处，则不会发生密封，上述分界处可被称为"边缘封闭区"，义齿边缘可以越过此边缘封闭区，但不能妨碍肌肉运动。也就是说义齿边缘的密封不得被肌肉所破坏。牙科医生对托盘边缘进行成形，可完整地记录此"边缘封闭区"的位置和形态。因此，人们也称义齿的这些边缘为功能缘。首先将印模膏（kerr 料）加热，使其呈可塑状态，然后将其涂置到托盘边缘处（图 2 - 23）。可多涂一些材料，以便补偿牙槽嵴吸收引起的大小改变（图 2 - 24）。

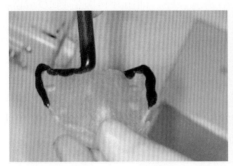 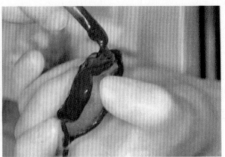

图 2 - 23　对 kerr 材料进行加热，使其呈可塑性状态，以便对功能缘进行初步形成

图 2 - 24　多涂一些材料，以便补偿牙槽嵴吸收引起的大小改变

用手指将放好的印模膏捏塑成形，之后趁热将功能托盘放入患者口中。可塑性材料

在患者口腔中接触到固定和可动组织而变形，在一切与黏膜发生良好接触的地方，原来呈光洁表面的 kerr 材料都变得无光彩了。在牙科医生的帮助下让患者的唇颊部做功能运动（图 2 – 25）。以便使功能缘成形得更正确，仔细成形好的托盘基部被良好密封，只有加很大的力才能把托盘从颌上取下来。然后把托盘缘部任何多余的材料都必须仔细地去除。在这儿不打算仔细叙述功能印模的详细步骤，但是必须清楚未来义齿边缘的精确成形对全口义齿制取印模操作的成败起关键作用。下图显示了已制作好功能缘并准备用于制取印模的功能托盘（图 2 – 26、2 – 27）。

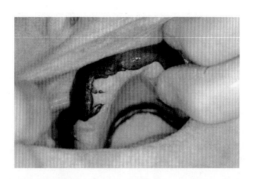

图 2 – 25　通过张紧唇和颊，使得韧带对软质 kerr 材料做功能成形

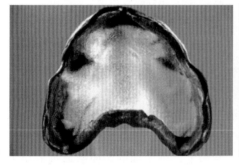

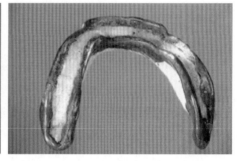

图 2 – 26　上颌功能托盘的边缘部已制作好，将用弹性印模材料取最终印模

图 2 – 27　下颌功能托盘缘部修整完毕，可用于取最终印模

三、最终印模

现在多数医生在取最终印模时都采用硅橡胶精细型材料，应把硅橡胶材料挤到调和板上，并且使各材料条长度相同，然后用调刀调拌均匀，然后迅速地和均匀的把调拌好的材料放到功能托盘中（图 2 – 28）。

在托盘用力就位时，印模材料会以高的精度沿着用印模膏材料修整过的功能缘成形，并且可以作进一步的精细伸展，义齿基托的这种伸展对义齿的固位有好处。功能缘是非常重要的"圣物"，牙科技工决不许触动它（图 2 – 29、2 – 30）。

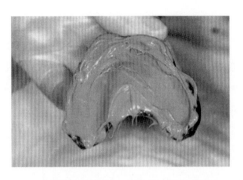

图 2 – 28　把硅橡胶印模材料尽可能均匀地充满上颌功能托盘

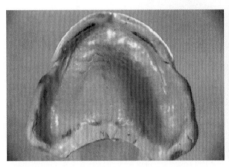
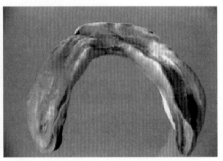

图 2 – 29　用硅橡胶印模材料取得的上颌
功能印模很清晰

图 2 – 30　用硅橡胶印模材料取得的一
个很有特点的无牙颌下颌功能印模

第五节　功能缘模型

当制作好功能缘印模后，则可进入第 5 道工序，那就是由牙科技师制作上颌和下颌功能缘模型。

如果印模的边缘形态没有被精确地转移到模型上，则全部的印模制取过程将失去重要意义。因此，正确地做印模围框是重要根本。

一、围模

1. 蜡条围模法

在灌注印模前，在印模的周缘下约 3mm 处，用直径 5mm 的软粘蜡条将印模包绕（图 2 – 31），然后用一片基托蜡片或者铅板包绕在围好蜡边的印模周围以便形成模型的基座。型盒至少要比印模最高点高 10mm，才能保证模型基座最薄处有 10mm 的人造石。用热蜡刀将蜡边与型盒封闭，使其不漏水并加强连接（图 2 – 32、2 – 33）。

按比例调拌Ⅳ类人造石，至均匀奶油状时，在振荡器轻微震动帮助下将石膏逐步流入印模，直至灌满为止。

2. 画线灌注法

有丰富经验的技师也可以不用蜡片包围印模，灌注前先用变色笔在印模边缘下 3mm

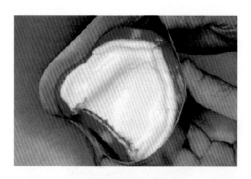

图 2 - 31　用直径 **5mm** 的软粘蜡条包绕在围好蜡边的印模周围

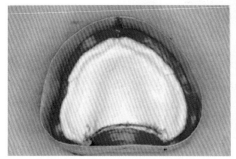

图 2 - 32　型盒至少要比印模最高点高出 **10mm**，才能保证模型基座最薄处有 10mm 的人造石。用热调拌刀将蜡边与型盒封闭，使其不漏水并加强连接

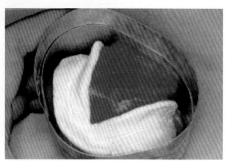

图 2 - 33　下颌印模后部颊侧的蜡边要相应增宽以避免模型的边缘过窄。下颌印模的后部的蜡边应低于印模表面

处画线，并将颤动线和后堤区描画清楚（图 2 - 34）。画线部分表明应被石膏覆盖的界限，把超硬石膏按比例混合，并在搅拌机中进行真空搅拌，灌满印模腔后，仔细地把石膏修抹至所画边界处。注意石膏不能过高或过低，同时包绕印模边缘处的石膏还应该有一定的宽度，以免石膏太薄而破裂，模型底座应至少有 10mm 的厚度。本方法很容易产生有缺陷的主模型，需要技师有足够的经验，初学者应慎重选用此方法。

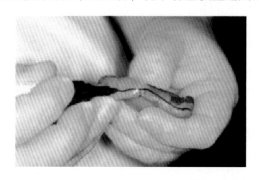

图 2 - 34　在印模上画出边界线，该线标志出功能缘处石膏可覆盖的界限

3. 印模材围模法

为了保证功能缘具有好质量，可采用以下一种可靠但较麻烦的方法。首先把印模放

置到一个可打开的复制模具中，然后向模具中灌注较稀的藻酸料，直至快淹没功能缘为止。待藻酸盐凝固后，把模具打开。之后可根据需要在离功能缘约 3mm 处把仍处于软态的藻酸料切下。然后把模具重新装上去，并用石膏灌注印模，这样模型上就会形成清晰的功能缘（图 2 - 35）。

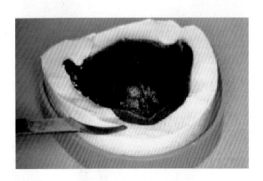

图 2 - 35　用锋利的刀把印模边缘仔细修整好

二、模型修整

当石膏完全硬固后，做下一道工序，把上颌和下颌功能印模从模型上拆下来。拆卸的难度和牙槽嵴形状有关，当牙槽嵴有倒凹时，操作必须十分小心，以免造成损坏。功能缘处、前庭沟处的石膏边缘更应特别小心。脱模后的主模型上可清晰地看到记号笔画的颤动线。模型的边缘要在颤动线后 2 ~ 3mm 处（图 2 - 36，2 - 37）。

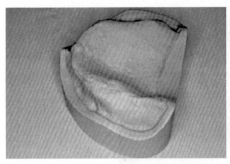

图 2 - 36　脱模后的模型上可清晰地看到记号笔画的颤动线。模型的边沿要在颤动线后 2 ~ 3mm 处，模型唇、颊侧前庭区的边沿的高度应该略超过前庭沟（截面）最宽处

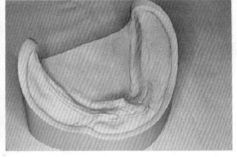

图 2 - 37　完成后的下颌主模型

模型的唇颊侧前庭区边沿的高度应该略超过前庭沟（截面）最宽处（图 2 - 38）。

在模型修整机上将牙槽嵴调整到与模型底面大体平行，模型最薄处应有 10mm 厚，模型的侧面也要修整成与底面垂直。

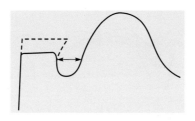

图 2 - 38　模型边沿的高度应该比前庭沟的最宽区（截面）稍微高，并且沿着边制作小斜面

三、主模型的处理

1. 用铅笔画出后部腭封闭区（后堤区）的轮廓和需要缓冲的区域（图 2 - 39），后堤区最深处位于线的后缘，它在前后及两侧逐渐变浅（图 2 - 40）。

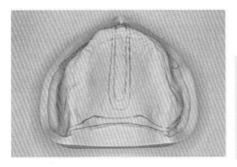

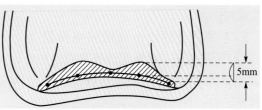

图 2 - 39　用铅笔画出后部腭封闭区（后堤区）轮廓和需要缓冲的区域

图 2 - 40　后堤区的最宽度大约 5mm，并在前后及两侧方向逐渐变浅

2. 使用大号球钻或锋利的刻刀刮出后堤区，使其从最深处开始向两侧及其前后逐渐变浅（图 2 - 41）。

3. 腭隆凸（上颌硬区）部位上黏膜薄要给予缓冲，以避免义齿戴入后造成组织压痛（图 2 - 42、2 - 43）。

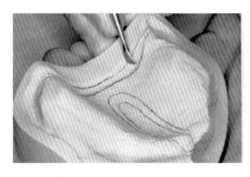

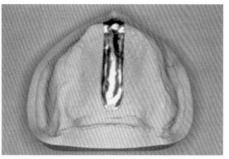

图 2 - 41　使用大号的球钻或者锋利的刻刀刻出后堤，使其从最深处开始向两侧及前后逐渐变浅

图 2 - 42　上颌主模型硬区用锡箔做缓冲

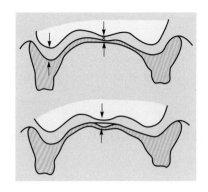

图 2 – 43　在覆盖薄的黏膜的腭隆凸区给予缓冲，以避免义齿向组织移动的刺激

思　考　题

1. 制作全口义齿的第一道工序是制取无牙的上颌和下颌的（　　　），是由（　　　）来完成的。

2. 上颌托盘的大小可用圆规测量（　　　）的牙弓宽度，下颌托盘用圆规测量（　　　）舌侧宽度，并据此选择合适的托盘。

3. 下颌初印模应完整地包含（　　　　）、（　　　　）、（　　　　）以及各系带的位置形态。

4. 灌注全口义齿初印模，每个模型大约用石膏（　　　）克，底座厚度约（　　　）mm，在灌注模型（　　　　）时间后，从印模中分离出模型。

5. 全口义齿后堤区宽（　　　）mm，深约（　　　）mm。

6. 模型的边沿要在颤动线后（　　　）mm 处，模型边沿的高度应该略超过（　　　）最宽处。

第三章 记录颌位关系

 知识要点

记录颌位关系和印模的制取是全口义齿成功的两个重要步骤。但如果有人问"哪一个更重要？"记录颌位关系应该被认为更重要。每个口腔科医生都可能经历过：印模是完美的，义齿在试戴时固位也非常好，但当颌位关系不正确时，义齿在反复咬合时逐渐变松，以至最后脱落。相反，即使印模稍有缺隙，义齿固位不好，但颌位关系正确时，义齿的咬合很稳定，可适当改善固位，义齿还可以使用一段时间。

然而记录颌位关系是比较棘手的，有时在试戴时没有发现错误，而在义齿完成后却发现咬合不良。传统应用的义齿基托和蜡堤记录方法需要很高的技巧，很难正确完成。而使用哥特式弓描记器的方法是简单合适的，这需要牙科技师来帮助完成一部分工作。

"咬合记录"是记录颌位关系的常用词，然而无牙颌没有牙齿进行咬合，所以咬合的意思是不确切的。说"记录颌位关系"相对比较合适。记录上下颌关系需要口腔科医生与患者共同寻找下颌三维运动中的一点。它可以通过分别记录下颌对上颌的垂直和水平关系来获得。临床上采用如下方法完成：首先确定垂直距离，然后在此基础上记录下颌的前后与左右的位置关系。

第一节 基托与殆堤的制作

全口义齿的第 6 道工序是基托和殆堤的制作，此项工作由牙科技师完成。

上颌和下颌的关系在无牙颌病例中无法直接记录下来，需要用基托和殆堤来记录颌位关系。它们必须具有一定的强度来承担殆力，且制作的材料不能在口内温度下变形。考虑到使用性能，覆盖在牙槽嵴上的基托一般由树脂或虫胶基托材料来制作，殆堤由模型蜡来制作。

一、暂基托的制作

1. 蜡基托的制作方法

由于蜡基托存在易变形、固位差、不稳定、在模型上复位不准确等缺点，殆托最好由树脂或虫胶来制作。若因条件限制，只能用蜡作基托时，宜选用硬度大、熔点较高的蜡，且基托厚度不应低于2.5mm，并且在上颌后堤区和下颌舌侧埋入增力丝（图3-1）。

2. 虫胶基托的制作

选用软蜡适当填平模型倒凹，然后把虫胶板加热软化后小心铺到模型表面，从模型中央向四周按压。贴合好模型后，用刻刀去除多余材料，一般情况下虫胶基托边缘稍许超过牙槽嵴中线。为了方便下一步与蜡的连接，可在虫胶基托上烫融出一些沟（图3-2）。

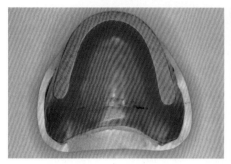 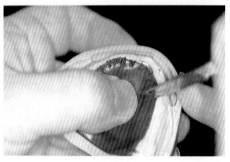

图3-1　上颌基托与牭堤　　　　图3-2　为了加固，在上颌排牙用的虫胶腭板基托上烫熔出一些沟

3. 树脂基托的制作

基本方法同上，只是使用的材料不同。

二、蜡堤的制作

蜡堤是用来恢复患者缺牙前天然牙所处的空间，并依照设计，将人工牙排列在上面。蜡堤应该用蜡板根据患者个人情况成形。为了方便使蜡堤与每个患者相适应，应当由医师在患者的口腔内试戴时进行修改。牭堤在技工室内可预做成平均数值的外形，便于医师记录颌位关系时缩短就诊时间。

蜡堤的宽度应为5～10mm，前牙区蜡堤宽度大约为5mm，前磨牙为7mm，磨牙区为10mm左右。

蜡堤的高度。为了确定蜡堤的高度，可采用统计数据的平均值作为近似值。一般上颌前庭最深点距上中切牙切缘平均距离是20～22mm（图3-3）。

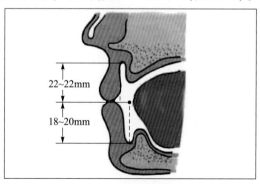

图3-3　图示矢状面上穹点和下穹点到牭面的垂直距离以及唇缝位置

上颌蜡堤后部垂直高度应为 8mm，下颌蜡堤后部应与磨牙后垫 1/2 处相平齐（图 3 - 4）。

蜡堤的唇侧外形。上颌前牙蜡堤唇侧至切牙乳突中点处的平均距离为 8 ~ 10mm，且蜡堤的整体唇侧外形不能超过模型的功能缘宽度（图 3 - 5）。

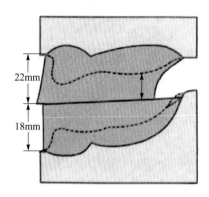

图 3 - 4 上下颌蜡堤的平均高度

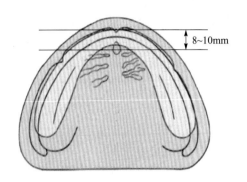

图 3 - 5 唇侧的平均丰满度必须以切牙乳头作参考。殆堤的唇侧面应在切牙乳头中点前 **8 ~ 10mm**

操作方法：把红蜡片烤软并卷成直径 8 ~ 10mm 的蜡条，并弯制成马蹄形，使其与牙槽嵴顶线一致后，用蜡刀烫接到基托上，趁蜡堤还软时以殆平面板按压其表面，形成前牙略高于后牙区的殆平面，然后按照上述标准规格修整其外形，在临床上殆堤的最终高度必须由医师按照患者的实际情况加以调整。已制作好的上下颌蜡堤表面干净整齐，成形也十分正确（图 3 - 6、3 - 7）。

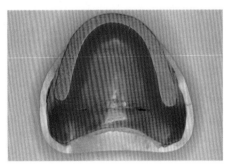

图 3 - 6 制作好的上颌基托与殆堤

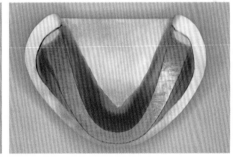

图 3 - 7 下颌基托与殆堤

第二节 颌位关系的确定

颌位关系确定是全口义齿制造工序中的第 7 道工序，它是由牙科医生来进行的。

此项工作相当困难，但是对于成功地制作出功能良好的义齿，正确地确定颌位关系这一工作又是绝对不可缺少的。为了便于大家理解，以下将对此题目做较详细的说明。

颌位关系指的是下颌对上颌的位置关系。由于下颌有较大的运动空间，且下颌在其运动空间内的任意一点就是一个颌位，所以从广义上讲，下颌对上颌的位置关系有多种，颌位有无限个。根据上下颌骨间的关系可分成 3 大类：方位关系，垂直关系，水平关系。方位关系建立了下颌骨对头颅骨的相对参考位置；垂直关系建立了上下颌间彼此分开程度的大小距离；而水平关系则建立了上下颌之间前后及侧方的关系。利用该三维空间概念就可精确的决定下颌骨与上颌骨之间的关系。而在临床应用上，通常所说的上下颌骨的位置关系只是指垂直关系和水平关系。当有牙存在时，下颌有三个最基本的可定量的位置：牙尖交错位、下颌后退接触位和下颌姿势位。牙尖交错位是指下颌在牙尖交错殆时所处的位置。因此，此位是依靠牙尖交错接触的殆或咬合关系而定位的，并随牙尖交错殆变化而变化，故又称殆位。当全牙列缺失后，失去了上下牙的殆关系，牙尖交错位就失去标志而不存在了。下颌后退接触位是指下颌后退到最后，上下颌牙发生咬合接触的位置。此位是正中关系的一个位置，受解剖组织，颞下颌关节的韧带所限制，故又称为韧带位或正中关系位。对每个人来说此位置是相对恒定且可重复的一个位置。因此，在建立无牙颌患者水平颌位关系中起着重要的作用。下颌姿势位是指当人处于舒适的直立位，髁突在关节窝中央，无紧张时下颌所处的位置。在此位置上，下颌肌群处于最小活动状态。因下颌姿势位与肌群活动有密切关系，故又称其为肌位。它不是一个固定不变的位置，而是受到许多因素的影响，如体位、牙列缺失、有无修复体、心理和精神状态，颞下颌关节疾病病变等的影响。

天然牙列存在时，上下颌骨的正常位置关系是靠上下颌牙的咬合接触来维持，而在无牙颌口腔中，原有殆接触丧失，上下颌骨间也就失去了原来正常的位置关系。因此，在配戴全口义齿时，就必须准确的记录患者的下颌骨与上颌骨的正确位置关系，即垂直关系和水平关系。

颌位关系记录是指用殆托来确定并记录患者面下 1/3 的适宜高度和两侧髁突处于下颌关节凹生理后位时的上下颌水平位置，以便确定上下颌骨的位置关系，重建无牙颌患者的颌位。

一、垂直颌位关系

确定垂直颌位关系即确定垂直距离。垂直距离为天然牙呈正中咬合时鼻底到颏底的距离，也就是面部下 1/3 的距离。牙列缺失后，上下无牙颌牙槽嵴顶间形成的间隙即为颌间距离。确定垂直距离是借助于上下殆托来实现的。殆托的制作方法如前所述，上下颌托间以殆平面相接触（图 3 - 8 ~ 3 - 10）。

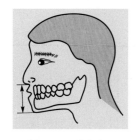
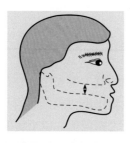
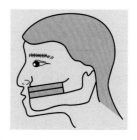

图 3 - 8　垂直距离　　　图 3 - 9　颌间距离　　　图 3 - 10　垂直距离借助上下殆托来实现

确定垂直距离的方法：

1. 利用下颌姿势位或临床息止颌间隙法

下颌姿势位时，上下颌牙或𬌗托是不接触的，没有咬合关系。上下颌牙列间有一前大后小约 2 ~ 4mm 的楔形间隙，此间隙称临床息止颌间隙。就个体来言，此间隙一生中基本恒定不变，是重要的生理参数。临床上就是利用这一特点来确定无牙颌患者的咬合垂直距离：先让病人放松即下颌处于姿势位时，测量鼻底至颏底两点间距离，此为下颌姿势位时的垂直距离，减去 2 ~ 4mm 间隙即为所确定的咬合垂直距离。

2. 发音法

临床上还可以采用发"S"音作为确定垂直距离的高度。人们在发特定的辅音时牙弓间会出现典型距离，即所谓的发音距离，此距离是可稳定体现的。将已排好上颌前牙的蜡托戴入患者口内，让其在下颌姿势时发"S"音，记录面部两点间的距离，减去 1mm 的最小发音空间高度，即为合适的咬合垂直距离。

3. 面部解剖点测量法

面部均等法指瞳孔口裂距（面中 1/3 距）等于鼻底颏底距（面下 1/3 距）是 Willis 在 1935 年首先提出的。虽然也有人认为两者之间不一定完全相等，但是总的来说面中 1/3 和面下 1/3 距离间还是有显著的相关关系。可利用此法来辅助确定垂直距离（图 3 – 11）。

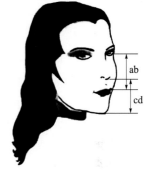

4. 拔牙前记录法

此法一般适用于患者在拔牙前口内有余留牙，且余留牙有正中咬合关系时。在拔牙前测定口内或面部皮肤定点距离，作为拔除全牙列后确定全口义齿咬合垂直距离的参考。

不管采用何种方法初步确定无牙颌患者的咬合垂直距离后，均需利用上下𬌗堤间关系作下列颌间垂直关系的检验：

（1）观察上下𬌗堤接触状态下，面部外形是否协调，表情是否自然。

图 3 – 11 瞳孔至口裂距离

（2）在下颌姿势位时，上下𬌗堤间是否留有 2 ~ 4mm 𬌗间隙。

（3）观察发"S"音时清晰度如何，有无存在 1mm 的最小发音间隙。

（4）作上下𬌗堤咬合接触时，触摸颞肌收缩力度。

（5）患者自我感觉判断，有无过高、过低感觉。

一般来说，对垂直关系的可允许范围比水平关系要宽的多，因此临床上适当的垂直距离是指一个"区间"。上下颌间可以拥有许多不同的垂直关系。然而，在每一个特定的垂直关系上却只有一个下颌对上颌的最适水平颌位（最广泛接触位或牙尖交错位）。而每改变一个垂直关系时，下颌对上颌水平方向的关系也随改变。由此可见，要确定无牙颌患者的水平颌位关系必须是在已建立的特定的咬合垂直关系的基础上，即在确定颌位关系时，首先要确定合适的垂直颌位关系，在此基础上，才能确定正确的水平颌位关系。

二、水平颌位关系

水平颌位是指下颌对上颌的水平位置关系。当天然牙弓处于最大牙尖交错位和头部直立时，两个髁突位于关节窝中心。此时在骨性关节结构之间必须留下足够空间以容纳关节盘和软骨质。此外当牙弓处于正中颌位时，关节空间内和其周围的组织既不可受压力也不可受拉力。简而言之，𬌗和颌关节以及韧带－肌肉－神经系统应处于和谐状态。无牙颌患者由于牙齿之间的𬌗引导作用已经不存在了，这时患者的下颌位置有可能向前后左右上下三个方向自由偏移。我们在前面通过确定垂直𬌗距离已经限定了下颌的上下位置，而下一步就是要确定患者下颌相对于上颌的前后和左右这两个方向的正中关系位置，也可以说是下颌的水平位置。总的来说，为了正确配制义齿，恢复患者的咬合，就必须使关节头在关节窝内处于正确的生理位置上，只有在这个位置建𬌗才能达到𬌗和颌关节、韧带－肌肉－神经系统处于和谐状态，使得所有牙都能协调的咬合。如果颌位关系确定错误，则建𬌗的基础条件就发生了错误。牙齿在患者口腔内就不能协调准确的工作，导致义齿的修复失败。这一节可能理解起来比较抽象，但相信只要有兴趣就一定能理解颌位关系的意义和重要性。

（一）准备工作

当技师把做好的基托和蜡堤交给牙科医生后，在确定颌位关系前，应先检查蜡堤的成形精度，并加以调改，以便符合患者的个性情况。

1. 上𬌗蜡堤的检查

把上𬌗托准确放入患者口内，嘱其放松。

（1）首先检查蜡堤唇侧突度是否和唇部肌肉相协调，唇部过突则用蜡刀修刮至合适，突度不足则添加蜡直至合适。

（2）其次，检查上𬌗蜡堤前牙区切缘水平线和露唇度（1~2mm）是否正常（图3－12）。

（3）在确定了上前牙区𬌗堤的位置后，与面部相关的𬌗平面的位置应该利用𬌗平面规来确定，修整上𬌗堤，使𬌗平面与鼻翼耳屏线大致平行。然后，根据牙槽骨吸收的量和排牙所需的空间，稍微调整𬌗平面（图3－13）。

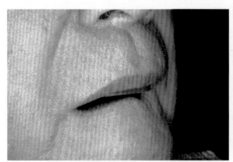

图3－12 患者微张口时，上颌蜡𬌗堤的下缘应与上唇的下缘平齐

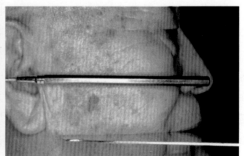

图3－13 修整上𬌗堤使𬌗平面与鼻翼耳屏线大致平行。根据牙槽骨吸收的量和排牙所需的空间，稍微调整𬌗平面

（4）从前面观察，𬌗平面与瞳孔间线平行。当确定𬌗平面时，耳垂和瞳孔间线都是参考。用这种方法获得的左右两侧高度的协调不需要进一步大调整。

2. 下颌蜡堤的检查

（1）当患者微张口时，下颌蜡堤的上缘应该与下唇的上缘平齐（图 3-14）。

（2）让患者轻轻做咬合，观察上下𬌗堤有无早接触区，如有则修整下颌蜡堤，再让患者轻轻咬合，再反复观察上下𬌗堤接触关系并多次修改下𬌗堤，直至患者轻轻咬合状态下，上下𬌗堤能同时完全均匀接触。如果上下𬌗堤高度不协调时，有时候也可对上𬌗堤做修改（图 3-15）。

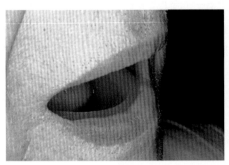 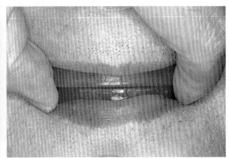

图 3-14 下颌蜡堤的上缘与下唇的上 缘平齐　　图 3-15 上下蜡堤在轻轻咬合时要求 均匀完全接触

（3）当𬌗堤间均匀接触落实后，应该仔细观察患者的外貌，并检查息止𬌗间隙的大小，发"S"音时是否有 1mm 最小间隙，通过上述措施来判断垂直距离是否合适。

（二）确定水平关系

1. 蜡𬌗记录法

采用上颌和下颌蜡𬌗堤来确定颌位关系是当今世界上最通用的方法之一，人们用此方法来确定无牙颌的相对位置。但是科学研究表明，此方法在精度上不能令人满意。此方法的特点是用软的蜡堤做咬合来确定颌位，并用手来引导患者的下颌或者患者自主进行下颌运动。在许多情况下，下颌都会发生不应有的侧向或前伸偏差。尽管存在这类缺点，我们还是要介绍其中最主要的特征，以便学员对义齿技术有全面的知识。

一般首先把上颌蜡堤做"V"字刻沟，然后把下蜡堤前牙区降低 1~2mm，以避免下颌咬合时该区域的蜡发生干扰，然后用热蜡刀将下后牙区蜡堤均匀烫软，然后再采用以下几种方法来引导下颌进行咬合：

（1）吞咽咬合法：嘱患者吞咽唾液的同时咬合至合适的位置。也可在吞咽过程中，医生以手轻推患者颏部向后，帮助下颌退回生理后位。吞咽后，要求患者保持咬合状态，此时医师在上下颌蜡堤上划上记号，用于与下一次吞咽时的颌位相比较。使用吞咽咬合时，应嘱患者用较小的力。并且在短时间内吞咽次数不宜过多。

（2）卷舌咬合法：在上颌基托后缘中央做一蜡球，嘱患者卷舌向后，用舌尖舔蜡球时咬合，以此引导下颌后退到正中关系位。边卷舌边咬合，所获得下颌位置并不恒定。较为稳妥的方法是先让患者用较小的力卷舌，卷舌过程中不咬合，卷舌后再咬合，此时所取得的颌位才有可能最接近正中𬌗位。

（3）叩齿法：根据正中𬌗位是升颌肌肌力闭合道终点的原理，嘱患者反复叩齿，可使下颌自然地回归正中𬌗位。叩齿时用力小（一般不超过 500g），速度快效果较好。

（4）后牙咬合法：将上𬌗托就位，置两食指于下颌牙槽嵴第二前磨牙和第一前磨牙处，嘱患者轻咬几下，直到患者觉得咬合能用上力量时，把烫软的下𬌗托就位于口中，仍旧先试咬医生的食指，同时医生的食指滑向蜡堤的颊侧，上下𬌗托就接触于下颌生理后位。

蜡𬌗记录法的要点是下颌蜡堤要均匀地烤软；同时病人应自然放松状态下轻轻进行咬合，并做咬合记号，反复多次咬合，仔细观察上下蜡堤每次对位是否能无任何偏移和滑行地准确吻合。如果上下蜡堤能多次准确地对合，则表明下颌位置记录正确，在此位置上用蜡或金属支架加以固定上下蜡堤。以上几种方法只是介绍了在此过程中可引导患者下颌回到生理后位的方法。该方法需要医生有丰富的临床经验才能顺利引导患者完成咬合记录。

当固定了上下蜡堤后，应该记录唇部标志线，以方便选牙和排牙。

唇部标志线：

（1）中线：是通过面部正中的假想线，标志着上下颌中切牙的位置。

（2）口角线：为嘴唇合拢时口角的位置，可作为上颌尖牙远中面的标志。可利用该线来确定前牙区人工牙的宽度。

（3）唇高线和唇低线：是在轻咬合状态下，张开口唇时上唇下缘和下唇上缘的标志线，可作为前牙区人工牙长度的标准。

2. 口内描记法

用𬌗蜡记录取得患者的下颌位置，并将其转移到𬌗架上后，有可能该颌位记录依然有错误，为了验证和确认正中𬌗位，可在该𬌗架上进一步制作口内描记系统，也可称其为哥特式弓描记法，此种口内描记法是目前公认的最合理准确的颌位关系记录方法。

该方法的原理是：在患者上颌的记录𬌗托上装一个高度可调的描记针，在其下颌的记录𬌗托上装一个平的金属板。两个牙列或记录𬌗托之间的垂直距离由描记针来限定，使得下颌的一切运动都能在描记针保持接触的条件下记录到金属板上，同时又不会因患者牙槽嵴、基托或蜡堤等部件的干扰而引起错乱。十分重要的是，记录𬌗托上的针和金属板应处于两颌的中心，以免作记录时𬌗托发生倾翻而造成记录错误（图 3 - 16）。

此种𬌗记录装置的优点是，牙列或蜡堤间的记录用蜡层上的不均匀或不同时出现的接触会导致患者一个或两个髁突的位置错误。但如果把上下𬌗堤的面式多点接触改为利用一点中央支点来实现，则可消除上述问题，并可清楚地记录下颌运动轨迹，这样无疑会帮助医生准确简单地找到正中位置。

当患者在保持描记针与记录板接触的条件下把下颌向前和向侧面运动到极限位置时，则描记针画出哥特弧（图 3 - 17）。

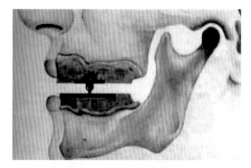

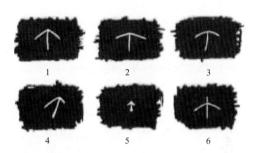

图 3 – 16 "口内描记针记录法"的原理。该描记针位于上下颌的咀嚼中心

图 3 – 17 哥特式面弓的记录结果反映一侧或两侧颞下颌关节的健康状况

对于健康的颞下颌关节来说，图中的箭头尖部标志着髁突在关节窝中的中心位置。可利用印模石膏把处于此中位的下颌相对于上颌进行固定。

当医师用蜡𬌗记录取得初步颌位关系并按标准把模型上到𬌗架上后，为了进一步确认颌位关系，可在技工室由牙科技师把口内描记系统固定在基托上后再交给牙科医师来进一步确认颌位关系。为了方便学员理解口内描记系统，下面以照片形式加以讲解。

（1）用蜡𬌗记录将模型装到𬌗架上（图 3 – 18）。

（2）哥特式弓描记器（图 3 – 19）。

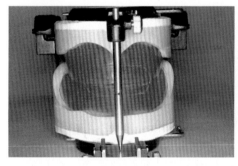

图 3 – 18 人造石凝固后，要确保切导针与切导盘接触

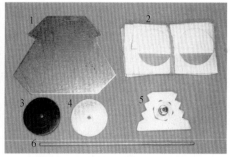

1. 描记盘　2. 胶带　3. 描记针定位盘
4. 中心锁盘　5. 描记针组件　6. 锁盘定位针

图 3 – 19 哥特式弓描记器

（3）制作树脂基托（图 3 – 20）。

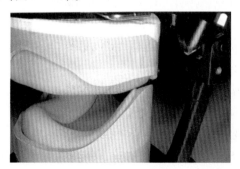

图 3 – 20 关闭𬌗架，确保上下颌基托之间无干扰

（4）将上颌蜡托放到模型上，将马蹄形软蜡条放在下颌记录基托上，关闭𬌗架（图3-21）。尤其在后牙区没有接触。

（5）加热描记盘将其轻轻放到下颌蜡面上，仔细调整描记盘位置，使其与𬌗平面平齐，并使描记盘中心点与模型中心点尽量一致（图3-22）。

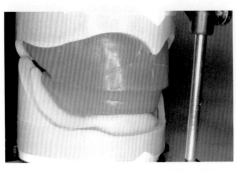
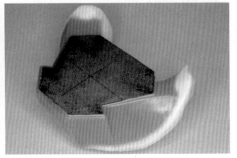

图3-21　上颌𬌗堤的𬌗平面已经转移到下颌蜡𬌗堤上

图3-22　在描记盘的外缘保留少许蜡（1.0~1.5mm宽）因描记盘周围剩余蜡的包围，其牢固的连接不会被破坏

（6）用胶带将黑盘粘到描记盘上，并使其上的孔与描记盘中心标记一致（图3-23）。

（7）将描记针放入盘孔内，确认与上颌记录基托间无干扰，在描记组件顶端放置粘结蜡（图3-24）。

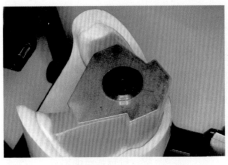
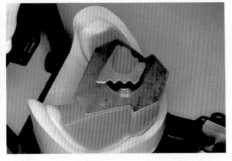

图3-23　将黑盘（描记针定位盘）放在胶带上，使盘上的孔与描记盘的中心标记一致

图3-24　确定与上颌记录基托间没有干扰后，在描记针组件的顶端放置锥形多用蜡

（8）慢慢关闭𬌗架直至切导针与切导盘发生接触。轻轻打开𬌗架，描记针组件已经粘到上颌记录基托的上腭区（图3-25）。

（9）用蜡和石膏将描记针组件固定好（3-26）。

（10）技工室已做好的口内描记件（3-27）。

（11）去掉黑盘，在患者熟练掌握下颌运动后，将描记盘上涂描记墨水（图3-28）。

（12）患者进行前伸和左右侧方运动后，上颌描记针在下颌描记盘上画出哥特弧（图3-29）。

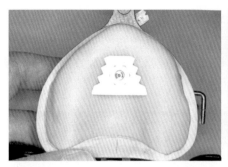

图 3-25 轻轻打开𬌗架，描记针组件已经由多用蜡粘到上颌记录基托的上腭区

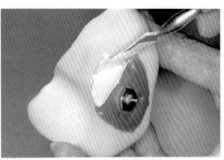

图 3-26 用黏蜡粘合的强度较弱。在记录颌间关系过程中，患者施加的压力会使描记针组件上升或移位。应该在描记针组件和记录基托之间添加石膏，以增强对描记针组件的支撑

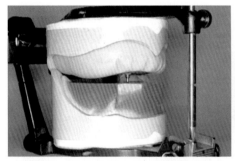

图 3-27 关闭𬌗架，确保描记针与描记盘接触。如果没有接触，调整描记针的螺旋直到它们之间有接触

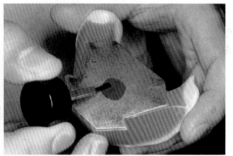

图 3-28 在患者熟练掌握下颌运动后，描记针的针尖在描记盘上划出轻微划痕，在有划痕的部位涂上描记墨水

（13）用锁盘定位针将中心锁盘准确地放在箭尖顶部，将此中心锁盘用粘蜡牢牢固定到描记盘上（图 3-30）。

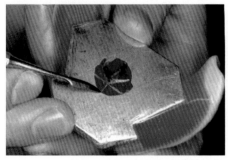

图 3-29 用哥特式弓描记下颌的边缘运动后，在墨迹上画附加线来标记顶点位置

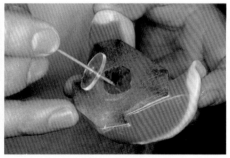

图 3-30 将圆形胶带粘在描记盘上，使圆形胶带的中心与叩击点对齐。通过圆形胶带可清楚地看到叩击点。将中心锁盘孔周斜面朝上放到锁盘定位针上，然后将定位针的尖端精确地放在叩击点上。将锁盘向下并牢牢地压在胶带上

(14) 将上下颌记录基托再戴入口内。让患者轻轻闭口，使描记针插入中心锁盘的孔内（图3 – 31）。

(15) 用恰当压力保持住这个位置，使描记针与描记盘保持接触。用快凝石膏注入基托空隙将其固定（图3 – 32）。

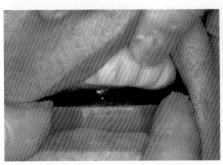 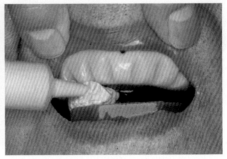

图3 – 31　将上下颌记录基托再戴入口内。让患者轻轻闭口，使描记针插入中心锁盘的孔内。这一步需要医生进行下颌引导。保证描记针中心准确插入孔内　　图3 – 32　用恰当的压力保持住这个位置，用一次性注射器在上下颌记录基托之间放置快速凝固的石膏。

(16) 石膏凝固后取出记录基托，可整体取出，也可分式取出，但应注意不可使石膏受损。（图3 – 33）。

(17) 由牙科技师将记录基托放到上颌模型上，然后利用此记录重新将下颌主模型上𬌗架（图3 – 34）。

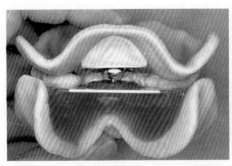 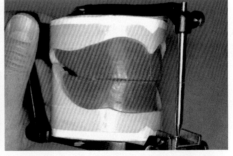

图3 – 33　从后方观察记录基托，确保描记针插入中心锁盘的孔内　　图3 – 34　人造石凝固后，将描记装置及𬌗间记录去除，然后将上下颌基托及𬌗堤放回模型上。检查𬌗堤是否均匀接触，切导针是否与切导盘接触

思 考 题

1. 记录上下颌关系时，通常首先确定（　　），然后再记录（　　）关系。

2. 前牙区蜡堤宽度大约为（　　　）mm，前磨牙为（　　　）mm，磨牙区为（　　　）mm 左右。

3. 一般上颌前庭最深点距上中切牙切缘平均距离是（　　　）mm，上颌蜡堤后部垂直高度应为（　　　）mm，下颌蜡堤后部应与磨牙后垫（　　　）处相平齐。

4. 下颌姿势位时，上下颌牙列间有一前大后小约（　　　）mm 的楔形间隙，此间隙称临床息止颌间隙。

5. 上颌蜡堤前牙区切缘水平线和露唇度约为（　　　）mm，上𬌗堤𬌗平面应与患者面部（　　　）线大致平行。

第四章　把功能缘模型装入𬌗架（上𬌗架）

 知识要点

　　由于修复体是在𬌗架上间接制作的，不用说，𬌗架应尽可能模仿患者的下颌运动。现代牙科技术已研制出几乎能完全模仿下颌运动的𬌗架。作为牙科技师，本章重点理解𬌗架技术的基本知识，并且能熟练和正确地利用各类𬌗架来制作义齿。

　　把工作模型用石膏固定于𬌗架上是全口义齿制作工艺中的第 8 道工序，牙科技师和牙科医师都可参与此项工作。

　　把功能缘模型以正确的方位装入𬌗架中这一基本要求是前牙和后牙能以正确的颌位排列到牙槽上的前提。人们也称这一重要要求为"以正确的颅位安装模型"。

一、利用蜡𬌗记录上𬌗架

　　当牙科医生提供了精心制作的蜡𬌗记录时，牙科技师应根据蜡𬌗记录来正确地把模型装入𬌗架。应当注意，上颌蜡堤应平行于耳屏鼻翼连线。

　　1. 将上颌模型及𬌗堤置于𬌗架的𬌗平面导板上。确定模型的位置，使𬌗堤中线与前部切导针尖对齐，底部的画线与𬌗架后部的中线标记对齐（图 4-1）。闭上𬌗架，并检查模型与上方架环间的空隙，注意上颌模型底面预先制作的三角形定位沟。

　　2. 在模型底部表面涂分离剂，并且为了限制人造石外流，用聚乙烯带包绕模型，然后用蜡把蜡𬌗堤暂时固定到𬌗平面导板上。小心将人造石灌入 U 形沟内（图 4-2）。

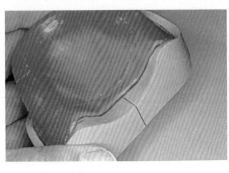

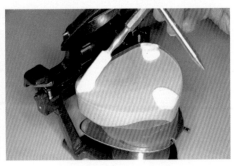

图 4-1　底部画线必须延长到模型的侧面　　　图 4-2　在模型底部的表面涂分离剂，为了限制人造石外流，用聚乙烯包绕模型

3. 关闭骀架，额外的人造石应该从上架环的孔灌入。轻轻用石膏调拌刀的手柄敲打框架，使人造石在架环下均匀分布（图 4 - 3）。上骀架可以用石膏，但最好用人造石，因为它的凝固性膨胀小。

4. 人造石凝固后，将骀架颠倒过来进行下颌模型的安装。利用骀记录将下颌模型与上颌模型对好，然后用不锈钢棒和粘蜡将它们牢固地联结在一起（图 4 -4）。

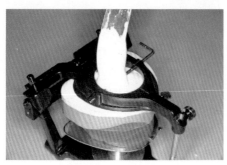 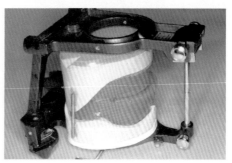

图 4 - 3　关闭骀架，额外的人造石应该从上架环的孔灌入。用石膏调拌刀的手柄轻轻地敲打框架，使人造石在架环下均匀分布

图 4 - 4　人造石凝固后，将骀架颠倒过来进行下颌模型的安装。利用骀间记录将下颌模型与上颌模型对好，然后用不锈钢棒和粘蜡将它们牢固地联结在一起

5. 用聚乙烯带将下颌模型围成盒状，用与上颌模型同样的技术将人造石注入（图 4 -5）。

6. 人造石凝固后，要确保切导针与切导盘接触，并注意观察上下骀堤之间及骀堤与模型之间是否密合，有无操作导致的记录误差（图 4 -6）。

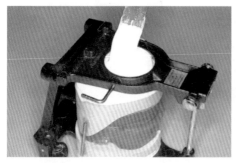 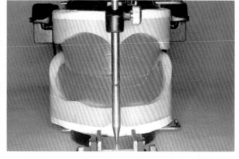

图 4 - 5　用聚乙烯带将下颌模型围成盒状，用与上颌模型同样的技术将人造石注入

图 4 - 6　人造石凝固后，要确保切导针与切导盘接触

二、利用面弓记录上骀架

人们可以借助于面弓把上颌模型以正确的颅面位置安装于可进行个性化调节的骀架中。

1. 牙医利用快速面弓来测定颅颌位关系（图 4 -7）。快速面弓的特点是在其端部有两个塑料球，该球被塞入患者外耳道内，通过支于鼻根点上的鼻支托使得该面弓可任意地在铰链轴 – 眶平面上调节。此面弓是通过一个骀叉和一个垂直高度可调的轴与上颌的牙列或𬌗堤连接的。牙医可利用固定螺丝把面弓无应力地固定于所需的位置。利用面弓能使上颌模型与铰链以正确的三维关系安装于𬌗架上。

2. 上颌模型在𬌗架上保持正确颅颌位关系的原理（图 4 - 8）。

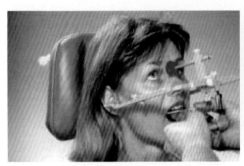 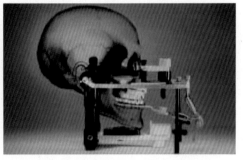

图 4 - 7　利用快速面弓快速测定颅颌关系　　图 4 - 8　上颌模型在𬌗架上保持正确颅颌关系的原理（侧视图）

3. 利用面弓把上颌模型安装到𬌗架上（图 4 - 9）。

4. 利用正中𬌗位关系可把上下颌准确地安装于𬌗架上（图 4 - 10）。

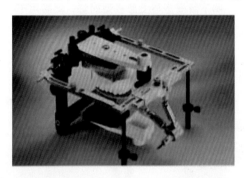 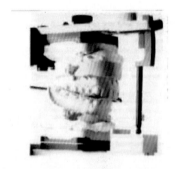

图 4 - 9　利用快速面弓把上颌模型安装到 Artex 𬌗架上。　　图 4 - 10　利用正中𬌗位关系把上下颌准确地安装于𬌗架上。

5. 如果医生采集了病人的前伸髁道斜度和侧方 Bennet 角数据，则把该数据调节到𬌗架上。如没有采集该数据则采用平均值，一般髁道斜度为 30°，Bennet 角为 20°，切导斜度为 15°。

采用面弓和个人数据来将模型装入𬌗架无疑是值得提倡的做法，这种做法很费精力且费用昂贵，是否采用这种方法应该由患者来决定。在日常工作时，当医生提供了面弓和可调数据时，我们牙科技师应该会正确利用这些信息来进行操作。

三、利用安装钥匙上𬌗架

每个牙科技师都知道，并不是每个模型都能借助于面弓以正确的颅颌关系安装于𬌗架上。牙科医生送来的许多任务中仅仅附有一个𬌗记录，其中上颌的蜡𬌗记录也并没有按标准要求做出𬌗平面，义齿中线及丰满度等有价值的参考的信息。在这种情况下，怎么样来尽可能准确地将模型安装到𬌗架上呢？聪明的牙科技师发明了一种辅助装置，可以帮助我们较轻松地完成这项工作任务。

此种方法的原理是：利用下颌主模型几个解剖位置相对固定的点来把模型固定于𬌗架上，以便使其相对髁突和鼻翼耳屏平面具有正确关系，这意味着𬌗平面的水平性也能得到保证。

我们在以前的学习中已经知道，我们可以在下颌找出两个相对恒定且对称，这两点就是磨牙后垫。人们把磨牙后垫水平地三等分，其中中 1/3 和上 1/3 的分界线处可作为确定𬌗平面的重要参照点。另外根据医生提供的蜡𬌗记录，我们可把测得的上颌穹部至下颌穹部的距离分二等分，来确定下颌𬌗平面的高度，此高度平均值为 18～20mm。人们可利用这三个参照点和𬌗平面高度数值，来把下颌主模型正确地安装到𬌗架上。在 80% 的情形下，上述做法可使模型的方位与真实的情况相对应。

1. 在下颌主模型画出两侧磨牙后垫和正中联合点的辅助线（图 4 - 11）。

2. 利用蜡𬌗记录来测量正中联合点到𬌗平面的距离（图 4 - 12）。

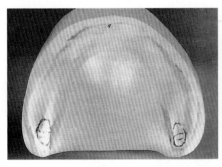
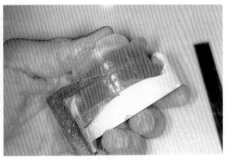

图 4 - 11　画出两侧磨牙后垫和正中联合点辅助线

图 4 - 12　利用游标卡尺测量正中联合点到𬌗平面的距离

3. 作为𬌗架辅助装置的安装钥匙。

4. 根据已测量的正中联合点至𬌗平面的距离，调节联合点棘的高度（图 4 - 13）。

5. 把联合点棘调节到正中联合点上（图 4 - 14）。

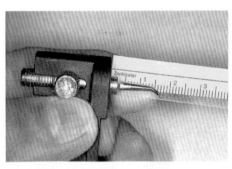
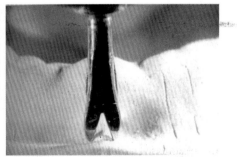

图 4 - 13　根据测量的正中联合点到𬌗平面的距离，调节联合点棘的高度

图 4 - 14　把联合点棘调节到正中联合点上

6. 把安装钥匙的后部滑板调节到磨牙后垫的后部三等分线处，并调好与中垂线的对称关系（图 4 - 15）。

7. 用橡胶带把安装钥匙固定在下颌主模型上（图4-16）。

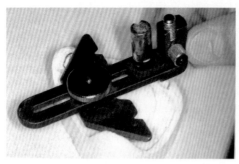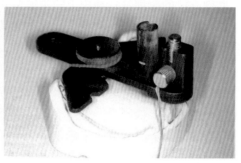

图4-15　把安装钥匙的滑板调节到磨牙　　　图4-16　用橡胶带把安装钥匙固定在下
后垫的后部三等份线处，调好与中垂线的　　　颌主模型上
对称关系

8. 用于把模型固定到𬌗架上的连接器（图4-17），利用该连接器把下颌主模型固定到𬌗架的上𬌗体上。

9. 打开𬌗架，将石膏涂到模型底部和下颌固定盘上（图4-18）。

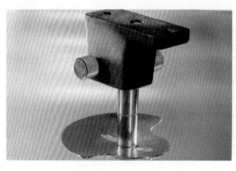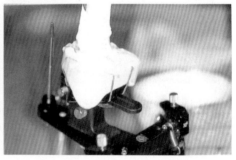

图4-17　带有插入式排牙模板的连接器　　　图4-18　用石膏固定下颌主模型
用于把模型固定到𬌗架上

10. 把𬌗架闭合，直至切导针接触切导盘为止（图4-19）。

11. 当下颌石膏凝固后，利用蜡𬌗记录将上下颌模型对位，并用石膏固定此关系（图4-20）。

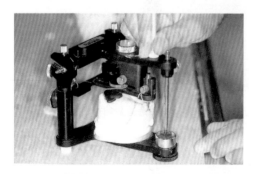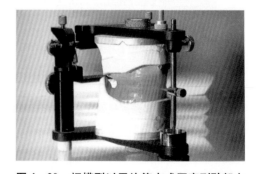

图4-19　把𬌗架闭合，直至切导针接触切导盘　　　图4-20　把模型以平均值方式固定到𬌗架上

模型上𬱟架出现的主要问题见表 4-1：

表 4-1　模型上𬱟架出现的主要问题汇总表

问　题	可能原因	解决办法
上𬱟架模型的关系不正确	1. 调整𬱟架时未遵守厂家说明 2. 上𬱟架时使用的颌位记录不正确 3. 模型未准确地就位在𬱟架板上 4. 𬱟堤未按颌关系记录准确就位 5. 模型上𬱟架过快致使模型关系改变 6. 垂直距离改变	1. 按厂家指导设置𬱟架 2. 取新的颌位记录 3. 保证模型准确就位于𬱟架板上且上𬱟架板干净未变形 4. 按颌位关系记录检查𬱟堤已准确连接在一起 5. 为不引起模型变位，须精确添加上𬱟架的人造石，并确保模型不受压力 6. 下颌模型上𬱟架时注意切导针应按记录高度接触切导盘，模型与𬱟堤间应密合无空隙
不能取出上𬱟架人造石中的模型	模型底座未涂分离剂	模型底座及标记凹槽上要涂布分离剂

本章重点讲述了三种目前流行的上𬱟架的基本方法，对于初学者来说，用蜡𬱟记录上𬱟架是首先要学习和掌握的内容，虽然这种方法有不足之处，但它在实际工作中采用的比例很高，说明它也有很多优点，它是初学者认识和学习𬱟架技术的初始必由之路，随着学习和工作经验的深入，也鼓励有兴趣的学员来使用面弓记录和安装钥匙这两种更先进的方法来帮助我们工作。最后强调一点：𬱟架是我们工作的助手，我们一定要善待和爱惜它们。

思　考　题

1. 利用蜡𬱟记录把模型装入𬱟架时，应使（　　）与前部切导针尖对齐，底部的画线与𬱟架后部的中线标记对齐。

2. 模型安装完成后，要确保𬱟架上（　　）与切导盘接触，并注意观察（　　）与（　　）之间是否密合，有无操作导致的记录误差。

3. 如采用平均值安装模型，𬱟架上一般髁道斜度设定为（　　）度，Bennet 角设为（　　）度，切导斜度为（　　）度。

第五章　人工牙的选择

 知识要点

　　人工牙形状和颜色的选择是全口义齿制造过程中的第 9 道工序，此道工序是由牙科医生和牙科技师合作完成的。

　　前牙的形状是根据患者面部生理特征来确定的。牙的颜色应与患者眼睛颜色和皮肤色素类型相协调。牙科技师可以从任务单上获得与其有关的重要信息。

　　后牙的颜色、形状和大小应与前牙协调一致。后牙𬌗面形状应与所采用的排牙规则要求相一致。如果牙科技师未从任务单上获得信息，则应有能力根据颌的大小和形状以及模型在𬌗架中的位置选择后牙的形状和大小。

　　注意：从牙科医学观点来看，人工牙应保证全口义齿具有良好的功能。

第一节　人工前牙的选择

上颌和下颌前牙由以下几组牙组成：

1. 中切牙。
2. 侧牙。
3. 尖牙。

在选择人工前牙前必须清楚以下原则：在配制全口义齿时上颌前牙的美学作用最重要，其次是下颌前牙。前牙的牙形和牙色的选择应与患者协商。患者往往希望前牙大而美且呈白色，这一要求往往与患者的年龄有矛盾。从一般意义上讲，义齿美学所追求的目标是使人工牙与天然牙尽量一致。也就是说，面孔特征和牙形牙色应与患者的年龄和肤色一致。当今的人工前牙有很好的美学外观和多种形状，因此选择合适的牙是比较容易的。最后还应向患者讲清楚，排好前牙并在口内作检测试戴后，方能确定最终效果。

一、前牙牙形的选择

　　前牙的形状和位置最能表现人的体质特征，确定前牙的形状时应首先遵循"面部和谐"原则。一般人的脸型可分为三类：方形脸、三角形脸和卵形脸。人工切牙也有三角形、方形和卵圆形。三角形切牙的特点是牙在切缘处最宽,越接近牙颈则越窄。由于在牙的半高处开始出现牙截面收缩,因此牙显得很苗条,可适用于瘦高型患者。方形切牙大体上呈方形,此种牙的唇面凸部很小,中切牙的相应特点特别突出,一般适用于方形脸或健壮型患者。卵圆形的特点是切缘区呈弧形,在接近牙颈处牙的截面逐渐缩小,此种牙的唇面凸度很大,一般适合于卵圆形脸,或矮胖型患者(图5-1)。

如果牙科技师不具有关于患者头型和体型的资料,则可采用以下办法:无牙上颌模型也基本上有三个类型:即方形、三角形和卵圆形。根据上述类型特点,就有可能正确地估计患者的牙形(图5-2)。

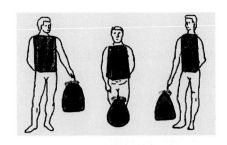

图5-1　由 Horauf 提出的体型谐和律。上颌中切牙的形状与 Kretschmer 定义的体型一致

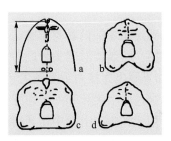

图5-2　根据上颌模型的形状来选择牙形

还应说明,不可能完全根据体型确定牙型。常常出现许多混合体型,因此在确定牙型时应考虑到这些情况。另外也应考虑性别因素:女性患者一般选择三角形或卵圆形等稍显秀美的柔和型牙,而男性患者可选择方形牙以突出牙的力度感。

二、确定前牙的宽度

和牙形选择相比,更为困难和重要的是使牙的长度比适度。对于患者面部美观来说,牙的宽度比牙的长度更重要。此外还应注意使上下颌前牙的宽度互相协调。上颌前牙总宽与下颌前牙总宽的比例应大约等于5:4。

为了指导确定前牙的宽度,人们努力地研究上颌前牙与唇部、鼻底及组织解剖标志之间的关系,已总结出了一些规律,下面介绍两种最实用的方法:

(一)口角线测量法

利用两侧口角线之间的𬌗堤唇面弧度作为上前牙近远中总长度(图5-3),其中鼻翼外缘向下延长的垂线应通过上尖牙的牙尖(图5-4)。利用该方法可大致确定前牙的宽度。

(二)模型分析法

人们通过长期的研究发现"切牙乳头"和"腭皱襞"与上前牙之间存在着一定的关系,而且这些解剖标志位置比较恒定,牙槽骨吸收对其位置影响不大,所以可以利用

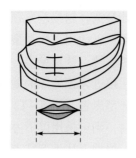
图5-3 上前牙近远中总长度

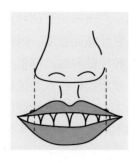
图5-4 鼻翼外缘向下延长的
垂线应通过上尖牙的牙尖

此规律来确定前牙的位置及宽度。

通常第一腭皱襞对准尖牙的腭面。人们发现第一腭皱襞端点到尖牙唇面的距离约为10mm。如果画出连接两个上颌尖牙牙尖部的直线，则该直线正中穿过"切牙乳头"。由于该直线穿过两个尖牙和一个切牙乳头，因此人们也称该直线为"cpc"线。此外人们还发现，切牙乳头到上颌中切牙唇面的距离约为8mm。

对于牙科技师来说，上面给出的值对于中切牙和尖牙的排列具有重要意义，在全口义齿进行试戴时，牙的自然性较好。

三、前牙长度的测定

牙的长度虽然不像牙的宽度那么重要，但是牙的长度也会对以下美学因素和功能因素产生影响：

1. 切牙切缘部和尖牙尖部的可见性。
2. 切牙切缘线相对于上颌和下颌唇线的关系。
3. 对上唇和下唇的支撑作用。
4. 前牙形状比（牙宽与牙长的关系）所产生的影响。

临床上确定牙的长度时应参考𬌗平面至牙槽嵴的距离及前牙牙冠与上下唇线位置确定。一般来说，微笑时上唇线至𬌗平面的距离相当于上中切牙2/3的长度。下唇线至𬌗平面的距离相当于下中切牙1/2的长度（图5-5）。大笑时上下唇线之间的距离为上下中切牙的全长。𬌗平面至牙槽嵴距离较小时可选择牙冠稍短的前牙，距离大者则选稍长的前牙。

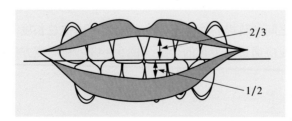
图5-5 微笑时上下唇线至𬌗平面的距离

前牙的长度对宽度之比可参照以下因素确定：

① 参照患者的头型。

② 参照患者两牙槽嵴的空间大小，参考患者的鼻型。

③ 参考患者的牙槽形状。

四、前牙牙色的确定

前牙牙色的选择主要基于以下准则：年龄、肤色和性别

（一）年龄

45 岁以下的人可配浅色牙。45~60 岁的人应配深色牙，几套牙可混用。牙上进行个性化着色可改善美学效果。

（二）肤色

面部皮肤为粉红色时，应配具有浅蓝色切缘的浅色牙。

面部皮肤呈灰色时，应配浅灰色牙。

面部皮肤色深时，可选浅黄色牙。

面部皮肤色浅，应选用浅色牙。

（三）性别

女性可选稍白的浅色牙，透明度大。

男性患者可选稍浅黄色。

综合以上因素一般可以为患者选择到较满意的前牙，医师和技师也应注意听取患者及其陪护人员的意见，并加强与患者的沟通，告知其选择前牙的重要性，以取得患者的支持和配合。

第二节 人工后牙的选择

一、后牙𬌗面形态

对于后牙来说，重点是功能，这导致多种𬌗面外形的出现。努力的目标都是使人工后牙能把食物嚼得很碎，同时又保证义齿具有足够的位置稳定性。一些学者对批量生产的各种类型的后牙做了大量研究。这些研究主要涉及以下各点：

① 牙的嚼碎能力。

② 在牙槽方向所发生的力传递。

③ 无牙牙槽嵴上黏膜的反应。

④ 患者对咀嚼效率的反应。

后牙区𬌗型主要是按𬌗面嵴型来分类：

（一）解剖式牙

优点：

① 在咀嚼食物时只需较小的咀嚼力。

② 美学效果较好。

③ 可产生一定导向作用，以产生最佳牙间咬合。

④ 保证咬合稳定条件下，在牙槽嵴上只产生较少的压力点。

缺点：

① 为了产生好的嵴间配合，必须存在精密的颌间关系和高的基托稳定性

② 会产生较大水平推力。

解剖式牙牙尖斜度约为30°。一般适用于上下颌位置关系正常，牙槽嵴情况较好的患者。有时为了减小有害的水平推力，也可将解剖式牙的牙尖斜度降低到20°左右。

（二）非解剖式牙

优点：

① 由于不存在斜面，所以只产生较小的水平推力。

② 啮合部多是面接触而不是点接触。

③ 它较容易适应水平和垂直方向的变化。

④ 排牙工作较简单，所需工时少。

缺点：

① 它所产生的咬合关系基本上是二维的，但下颌的运动是三维的。

② 由于不存在与嵴形相关的垂直向运动，因此在下颌进行侧向运动时只可能出现平面式导向。

③ 其咀嚼时难以轻松咬透食物，咀嚼费力效率低。

非解剖式牙一般为无尖牙。多适用于牙槽嵴低平，年龄较大且正中关系不恒定者，可减小后牙侧向𬌗力，维护义齿平衡和稳定。

二、后牙的大小

后牙的大小选择包括颊舌径的宽度，近远中径的长度以及牙冠的𬌗龈高度。

1. 颊舌径宽度

后牙颊舌径的宽度应小于天然牙，以减轻支持组织所承受的咀嚼压力。

2. 近远中径

后牙近远中径的距离即第一前磨牙近中面到第二磨牙远中面的总长度。当下颌排完前牙后，确定模型上下尖牙远中和后部牙槽嵴开始上升向磨牙后垫的位置为标志点，这两点的距离即后牙近远中径（图5-6），假如该距离小，则可只排3个后牙，如果强行排4个后牙，会导致义齿太靠后，且比较容易咬到颊部的组织；更为重要的是，如果后牙排列牙槽嵴后部的上升段，则会使义齿产生咬合前滑动，从而导致牙槽嵴的创伤和义

齿的不稳定（图5-7）。在全口义齿排牙时，必须绝对防止出现滑动。下颌后牙牙弓应相对缩短，𬌗面也应降低。

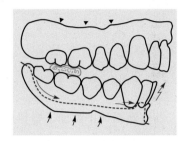

图5-6　后牙近远中径图

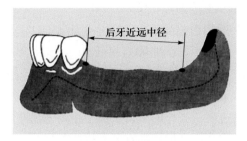

图5-7　两牙距离越往前越大，出现咀嚼压力负荷时义齿会向前滑动。

3. 𬌗龈高度

应参照前牙及上下颌间距离，上颌第一前磨牙的牙冠高度应与尖牙协调以达到良好的美观效果。

三、后牙的颜色

应与所选前牙颜色一致。

第三节　人工牙材料选择

全口人工牙有塑料牙和瓷牙，各有其优点和缺点。

一、瓷牙

1. 瓷牙的优点
（1）牙的垂直向尺寸不变。
（2）有持久的高的咀嚼效率。
（3）牙的颜色稳定，牙也容易被刷净。
（4）牙弓间可长期保持良好的咬合关系。

2. 瓷牙缺点
（1）难以研磨。
（2）质地脆，容易摔破碎。
（3）牙间碰撞声音大。
（4）难以稳定地固位到基托上（多采用机械固位）。

二、塑料牙

1. 塑料牙的优点
（1）容易打磨加工，容易进行形状修正。
（2）耐冲击。

（3）牙产生的碰撞声音柔和。

（4）容易可靠地固定在基托上（采用化学粘合法）。

2. 塑料牙的缺点

（1）磨损引起的垂直向尺寸变化大。

（2）磨损后牙的咀嚼效率低。

（3）长期配戴后牙的颜色会明显变化。

（4）食物容易粘在牙上。

调查表明，当今的全口义齿中主要采用塑料牙。新型塑料牙中添加了瓷料成分，颜色的稳定性和抗磨损性都有了大幅度的提高，牙科技工行话称它们为"塑钢牙"，可由多层颜色由内到外模拟天然牙的构造，并结合了塑料牙和瓷牙的优势，在欧美等发达国家已经得到广泛应用。为了提高义齿的美观性和咀嚼能力，应尽可能采用这一类性能优异且价格合理的人工牙。

第四节　人工牙的个性化处理

全口义齿配戴者越来越希望不采用批量生产型人工牙，而是要采用具有个人特点的义齿。另外，我们库存中的人工牙不一定完全符合患者的个人特点时，这就要求牙科技师有能力对现有的塑料牙或瓷牙加以改变来满足相应要求。

义齿修改的第一步是根据功能要求对上颌和下颌前牙的切缘进行打磨。第二步是修改牙的颈部和邻面形状。第三步是对牙的位置进行修正。第四步可根据特殊要求对牙相应部加以打磨并涂加特征颜色的塑料涂层，第五步是对修改过的人工牙做抛光处理。

上述要求对初学者来说有些困难，不过我们应知道这些程序以便在日后的实际工作中适当加以利用。

在人工牙选择时，还应注意听取患者及其陪护人员的意见，和患者充分进行沟通，让患者也认识到牙齿选择的重要性。这无疑会对义齿成功修复提供好的帮助。

思 考 题

1. 确定人工前牙宽度时，通常利用（　　）作为上前牙近远中总长度。

2. 确定人工前牙长度时，患者微笑时上唇线至𬌗平面的距离相当于（　　）的长度。下唇线至𬌗平面的距离相当于（　　）的长度。

3. 前牙排列完成后，一般以模型（　　）和（　　）的位置为标志点，利用这两点的距离来选择后牙近远中径。

4. 解剖式牙牙尖斜度约为（　　）度，一般适用于上下颌位置关系正常，牙槽嵴情况较好的患者。

5. 瓷牙多采用（　　）法固位在义齿基托上，塑料牙采用（　　）法固位在义齿基托上。

第六章　排　　牙

 知识要点

　　上颌和下颌排牙工作是义齿制作过程的第 10 道工序，此工序是由牙科技师来完成。

　　天然牙状态的咀嚼运动的控制是依靠牙、颞颌关节和肌肉在中枢神经系统的调控下相互配合完成的。其中牙齿是该口颌系统中最重要的一个部分。当牙齿全部缺失后，咀嚼系统势必丧失功能。用人工牙来替代天然牙行使其功能是义齿的核心任务。对于无牙颌患者来说，关心义齿能不能美观和谐舒适地在口腔组织中工作，即义齿与机体能否合二为一，成为患者身体的一部分，是患者对义齿提出的期望和标准。

　　对于牙科技师来说，如何来满足和适应患者的高要求呢？全口义齿主要应考虑义齿固位、美学效果、咀嚼能力、以及义齿稳定这四方面要求。可以这么理解：功能印模和功能模型主要是保证义齿的固位基础；颌位记录则提供了建立咬合的前提条件；现在排牙工作则应主要考虑义齿的前牙美学、后牙咀嚼能力以及义齿稳定性这三个问题。

　　在实际进行前牙和后牙排列和位置调节之前，牙科技工必须了解排牙的有关基本因素和工作指南。

第一节　排牙基本原则

一、前牙的美学考虑

　　一般来说，全口义齿的作用是使无牙患者恢复咀嚼能力和获得正常营养。但是患者却更希望配戴全口义齿之后能变得年青和充满活力。牙齿缺失后所引起的功能性后果（例如说话困难和心理障碍），这时只起次要作用，一般情况下，美学考虑占有绝对重要地位。也就是说，全口义齿的可接受性是以该义齿的美学指标为基础的。因此在排列人工前牙时应尽量努力使患者面容真正得到恢复，使患者在配戴了全口义齿后对生活重新充满信心。

（一）前牙的自然前后位置

由于前牙起着支持上下唇、两颊和其他口腔组织的作用，因此它的前后定位对面部美观与发音的意义极为重要。为了形成自然美观的面部外观，我们需要给予这些相关组织恰当的支持，所以在排列人工牙时就要把它放到与天然牙所处位置基本相同的位置上，尤其当在吸收的上颌牙槽嵴上排列牙齿时，这个问题绝不可掉以轻心。

吸收牙槽嵴在外形和尺寸方面的重大变化使运用正面控制牙位法排牙时遇到难题，因为，虽然在吸收牙槽嵴正中直接排列人工牙的做法非常普遍，但这实际上无法形成自然面部外观，原因就是天然牙很少处在我们所谓的牙槽嵴中央位置上。

当上颌牙齿拔除以后，其唇颊侧组织的缺损程度通常要大于腭侧，结果牙槽嵴的中心会偏向腭侧。因此，拔除牙齿后的牙槽嵴要比拔除牙齿前的牙槽嵴更小且外形不再相同。

如果我们想让人工牙具有最美的外观和充分行使功能，那么就需将它放在与天然牙所处位置尽可能相近的位置上，因为这些位置才是构成美观和促使人工牙发挥功能的位置。

牙槽嵴吸收对人工牙的位置有重要影响（图6-1）。

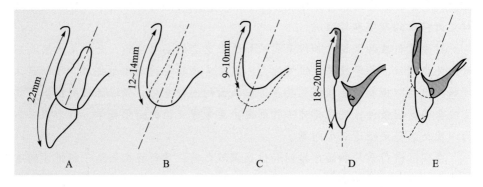

A 天然中切牙的位置和它的牙槽嵴关系 　　 B 刚拔完牙的牙槽嵴，虚线指天然牙根位置
C 牙槽嵴吸收的方向是向上和向后，实线指吸收后的牙槽嵴；虚线指牙槽嵴的原有形态
D 定位牙位时最常犯错误之一就是不考虑天然牙的原有位置，把牙齿排在了牙槽嵴正中
E 虚线指天然牙位置与排列不当的人工牙对比，人工牙造成了垂直距离和唇面支持的缺失并损坏了美观

图6-1　牙槽嵴吸收对人工牙的位置有重要影响

决定上颌中切牙向前的位置时，我们可以参考上颌中切牙和切牙乳突的关系。当用铅笔画出切牙乳突外形并把它对半分开后，接着测量乳头中心到牙齿唇面的距离，一般来说，其平均距离为8～10mm（图6-2），尽管这些距离各有差异，其平均值仍是中切牙距前方多远距离较好的指导起始点。对于尖牙来说，从唇面到第一腭皱襞尖端的距离为9～10mm。这些数据作为前牙排列时的指导值，一般不会引起大的误差。

另外，还有一个十分有效的辅助检查办法：对于功能缘主模型来说，牙槽嵴和唇黏膜反折线十分清楚，上下颌前牙的唇侧面应基本平齐黏膜转折线，或轻微突出该线，这

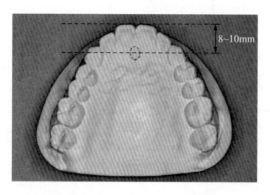

图 6-2　天然牙列的上中切牙的唇面位于切牙乳头中点前 8～10mm，切牙乳头在两侧尖牙牙尖连线上

是因为模型的功能缘代表了牙槽嵴固定黏膜过渡移行到唇颊部肌肉可动的区域，那么功能缘周围的石膏堤自然可以代表唇颊部肌肉，而前牙最重要的突出要求就是要恰好地支持唇部肌肉组织，所以用此方法可有效地辅助上下前牙的前后定位，而且还可预防前牙过分外突（图 6-3、6-4）。

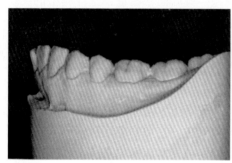

图 6-3　在天然牙列中，下前牙的唇侧面位于牙龈、牙槽黏膜和唇黏膜反折线的前方

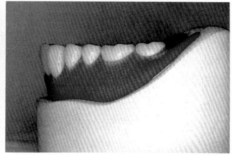

图 6-4　下颌义齿的前牙唇侧面也应位于义齿边缘的前面，且唇侧磨光面的形态应该接近自然状态

（二）牙齿弓形与牙齿排列的关系

大自然很神奇，它不仅会使上颌中切牙与人的脸型相和谐，也会使牙齿弓形与牙列相协调。天生方脸型的人常需排出方形牙列，这些和谐原理同样适用于尖型和卵圆型牙齿弓型的排列。

1. 方型牙弓中的牙齿排列

这种排牙通常就是指两个中切牙放在方型牙弓前方的近乎直线上，接着侧切牙以几乎露出整个唇面的方式紧靠中切牙排上，目的是使侧切牙在远中面上很少旋转，尖牙则也以自然少许的远中旋转排列到相应位置，在典型方型排列中，可视效果是尖牙到尖牙的很直的排列。其中中切牙和侧切牙会显得比较突出，这四个切牙很少发生旋转，而且往往在矢状面上也呈直上直下不会倾斜，也不存在拥挤或重叠。六个前牙唇面全部或几乎全部的暴露将给人一种很宽的印象，而这恰好与它的方型脸相协调（图6-5）。

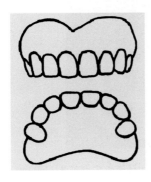 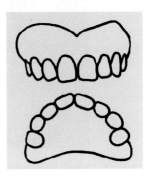

图6-5　方型牙弓的常见结构　　图6-6　尖牙牙弓的常见结构

2. 尖型牙弓中的中切牙通常比其他类型牙弓中的中切牙更远离尖牙（图6-6），尖型牙弓中牙齿排列的一个特点是中切牙在远中侧绕牙长轴旋转，这种旋转或多或少会使两个牙齿形成一定角度，从而造成了尖形排列结果。

由于尖型牙弓比其他弓型的间隙小，因此我们经常会看到很明显的牙齿旋转与重叠，拥挤更是不可避免。牙齿的拥挤和旋转将减少其唇面暴露量，这种典型的尖型排列看起来将不会像其他牙列排列一样宽。这种尖形一般与尖形脸下颌的可见部分相协调。

尖型排列的其他典型特征是侧切牙高于殆平面较多，中切牙和侧切牙的切缘向唇侧倾斜，同时尖牙的颈部通常很突出，尖牙的牙尖通常与侧切牙切缘同高。

3. 卵圆型牙弓中的牙齿排列

卵圆型牙弓中的牙齿排列有明确的曲线。卵圆型牙弓前部的中切牙通常朝向尖牙，中切牙的位置介于方型牙弓和尖型牙弓中切牙位置之间，卵圆型牙弓中的牙齿排列很少倾斜。所以，它典型的排列就会表现出两个尖牙间前牙唇面的完全外观。这种与卵圆型牙弓对应的排齐与排列形成了宽且圆的效果，它与卵圆型脸相协调（图6-7）。

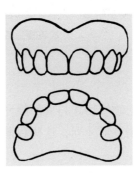

图6-7　卵圆型牙弓的常见结构

（三）上颌前牙的外观区域

上切缘连线是由六个上颌前牙的切缘连线组成，并平行于下唇的内侧弧线，平行于瞳孔连线和面中线垂直（图6-8）。年轻人在微笑时80%都会暴露整个上颌前牙。在上唇处于休息状态时，女性暴露的上颌中切牙长度几乎是男性的两倍（二者分别是3.5mm 和 1.9mm）。

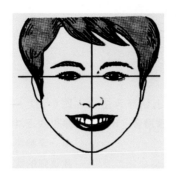

图 6-8　切缘线应当垂直于面中线，平行于瞳孔连线

上颌切牙的长度不能仅从美观角度来确定，因为它们在前牙导平面和发音方面起重要作用，若长度合适，当病人发字母"F"音时，其上颌切牙的切缘应正对下唇唇红部的内侧边缘（干湿线）（图 6-9）。下颌切牙的切缘线，可以通过与上颌切牙的咬合来确定，当发"S"音时，它们的位置处于上颌切牙切缘的后方 1.0mm 和下方 1.0mm（图 6-10）。

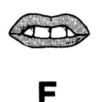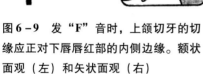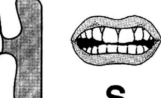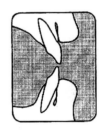

F

图 6-9　发"F"音时，上颌切牙的切缘应正对下唇唇红部的内侧边缘。额状面观（左）和矢状面观（右）

S

图 6-10　发"S"音时，下颌切牙的切缘处于上颌切牙切缘的下方 1.0mm 和舌方侧 1.0mm。额状面观（左）和矢状面观（右）

年龄小于 30 岁的人群下颌中切牙外露相对较少，男性和女性显露的多少正好和上颌相反（分别是 1.2mm 和 0.5mm）。随着年龄的增长和磨耗的加重，口腔周围组织逐渐松弛，上颌切牙外露的量减少，下颌切牙的增多（图 6-11）。60 岁时，上唇中切牙和上唇平齐，而下颌切牙外露近 3.0mm。

上颌中切牙位于笑容的中间，这使得它们成为最重要的牙齿。它们在前牙中牙冠最宽，尖牙的宽度居次，而侧切牙的最窄（图 6-12A）。然而，牙齿排列后，从正面看，所能见到的牙齿自牙齿中线向远中逐渐变小（图 6-12B）。人们发现这种尺寸上的减小应当接近黄金比率（0.618），并以之作为牙齿修复的指南。参照这一比率，要求从中线开始，每一个前牙应当比之相邻的近中牙可见性将近窄 40%。

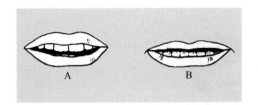

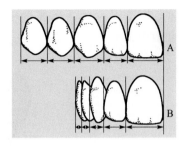

图6-11　年轻人的笑容以显露上切牙为主（A），随着年龄的增长下切牙的显露增多（B）

图6-12　每一颗牙齿的唇面观（A），尖牙是仅次于中切牙的第二宽牙齿。从中线看，每一牙都要窄于与之相邻的近中牙（B），并建议牙的宽度为近中牙的60%

（四）上前牙与𬌗平面和矢状面的关系

通常，当我们以与天然牙大致相同的角度排定中切牙时，它会处于稍微偏离垂直的倾斜位置，且它的切缘与𬌗平面相接触。侧切牙颈部向内的倾斜度一般稍大于中切牙的倾斜度，侧切牙切缘也会比𬌗平面高出约1mm，尖牙的排列通常颈部更为突出并垂直于𬌗平面，同时它的切缘接触𬌗平面（图6-13）。

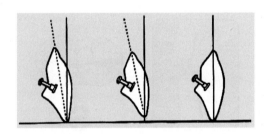

图6-13　中切牙、侧切牙和尖牙的倾斜度及它们与𬌗平面的平均关系

从前牙唇面观察，上颌中切牙的长轴与中线近似平行或稍向远中倾斜，切缘呈水平方向，上颌侧切牙牙颈部向远中倾斜，上颌尖牙牙长轴向远中倾斜的幅度大于中切牙，但小于侧切牙。

（五）柔和度与力度因素

有些因素直接影响着天然牙列中单个牙齿的排列和美观。牙列中的柔和度由所选牙齿的和谐形态和是否在需要的地方使用较小的侧切牙和中切牙而决定。就牙齿的排列与选择而论，柔和度还意味着要按照牙齿的可见外观磨改唇面。

如果牙齿具有圆润的近远中曲线和卵圆型的轮廓，那么它看起来就要比近远中平直且棱角分明的牙齿更为柔和。与直线型或平面型牙齿相比，圆形或弧线形的牙齿给人的视觉感受要舒服的多。

另外一种具有强壮，有力特征的脸需要使用尺寸明显的牙齿并将它们排齐。为了实现这种粗犷效果，排牙时就要选择尺寸相对较大的侧切牙和尖牙并作出平直的排列。

柔和度和力度是由牙齿的大小和形态及它们与脸的关系及牙弓中牙齿的布局决定的，牙齿唇面外露越多，牙列看上去就越厚实（图6-14）。

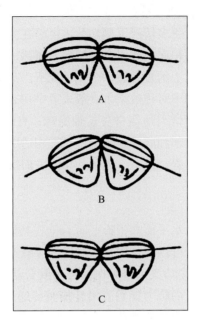

A. 外观正常　B. 中切牙外观较小　C. 两中切牙整体外观较大，产生的效果是强壮和粗犷

图6-14　牙齿可视效果的布局

按正常情况排定两中切牙后，从前面看它们的排列时，会看到两个牙齿大小适中或彼此相互依存（图A）。

在另一种布局中，两个中切牙的近中缘排的稍微外凸而远中缘则向内倾斜，这使得它们的整体外观看上去较小（图B）。

在第三种排列中，对等放置的两颗中切牙使两个牙齿的整体外观更大从而构成了强壮或粗犷的面容，出现这种效果是因为近中切缘向内倾斜，远中切缘向外倾斜面展示了更多的唇面，如果再将中切牙后的侧切牙稍加倾斜，就会加重牙齿排列的强壮和粗犷效果。

（六）对称与不对称因素对牙齿排列的影响

如何处理好牙齿的对称和不对称性是前牙排列的一个重要问题。比如，初学者最易犯的错误是过分追求两侧牙齿的形态和位置排列完全对称一致，这样各牙的切缘排列得呆板一致，龈缘线往往也显得过分对称，这样排列得结果是使牙齿毫无生机、呆板，一看就知道患者配戴了"假牙"，这就是常见的"义齿面容"。但也有一些技师不考虑患者个人特点而把牙排得过分不规则，多数患者会拒绝接受这种效果。

那么，牙科技师应怎么来处理牙齿的对称性呢？经过长时间的研究，大家都已公认，牙齿的排列位置应与患者的面部、唇部相协调。以左右侧平衡观点看，具有左右侧脸真正对称的人极少。很多人的脸都是乍一看非常对称，但仔细观察时却发现左右侧脸存在细小的差别。

相似的是，天然牙的排列也存在着细致而微小的差别。排牙时前牙和后牙的大小可以形成不对称，这是一种极微细的因素，细到左侧或右侧任一尖牙在龈面上稍微倾斜或下沉就可以创造这种不对称；更多情况下侧切牙也可以在大小、形态上互不相同；同时侧切牙唇面也可比中切牙唇面稍向内收以产生层次差落感，并可通过使侧切牙与中切牙邻接面的巧妙接触来产生视觉上的重叠感。个别情况下，甚至可以在排中切牙时让一个中切牙稍高一点以形成同样的不对称效果。一般来说中切牙要更加谨慎地使用这种不对称；与此相反，侧切牙和尖牙恰当地绕自身长轴旋转，有时会获得十分好的美学效果。这种轻微不对称应与患者的面部和唇部组织的不对称相适应，也可以说在美学方面没有什么特定的排牙规律，牙的位置、形态、颜色和切缘方面特点均应因患者而异。

（七）影响下颌前牙排列的因素

排列下颌前牙时，其切缘水平面高于𬌗平面1mm，其切缘并不与上颌前牙舌侧面产生咬合。天然牙列中上下前牙可以在正中咬合时发生接触关系（也有不发生咬合的情况存在），但我们必须明白，在全口义齿排牙时，正中咬合状态下，前牙不许发生咬合接触，这主要是为了保证后牙区的𬌗力能垂直沿牙槽嵴传递。如果前牙区发生咬合接触，有可能发生咬合倾翻，并对前牙区牙槽嵴产生有害的水平推力，义齿前牙只在前伸或侧方咬合状态发生咬合关系。

下颌前牙的邻面视图展示了下颌前牙在同一水平面上的前后向倾斜度（图6-15）。

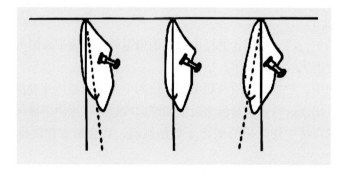

图6-15　下颌前牙邻面视图展示了相对于同一水平面的平均前后倾斜度

可以从下颌前牙的正前方图片看出它们的切缘是按一条平均水平线排列的，中切牙长轴垂直于这条线所在的平面，侧切牙在颈区稍微向远中倾斜，尖牙长轴在颈区向远中的倾斜度更大，这种均匀的"栅栏"式牙齿排列只可以作为学习排牙的初始参考，这种排法绝不会形成自然、美观的牙列（图6-16）。

在排列下颌前牙的过程中，要避免使它们的长轴都指向一个中心，因为这种排列会产生对称或者说是不自然的外观。如果，能做到使牙齿中的任两条长轴都互不平行，那么下颌前牙的倾斜和重叠就会产生非常个性化效果（图6-17）。在某些情况下，下颌前牙要比上颌前牙更值得花费心思去处理。因此，应特别注意其排列。

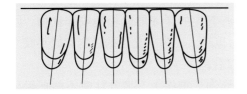

图 6－16　平均排列的下颌前牙正前方
视图，未产生良好的美观效果

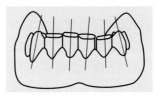

图 6－17　长轴未指向同一中心排列
正确的下颌前牙

（八）总体评估前牙的排列

尽管排列人工前牙的方法和指导有好多种，但构成牙齿在患者口腔中可视效果的牙齿形状、大小、颜色和位置将最终决定其排列是否可用。同时牙齿还必须满足单个患者生理发音、情绪等方面的要求。

牙科领域中的排牙其实与科学领域中的技艺有异曲同工之妙，在完成义齿以满足所涉及的要求方面，经验和判断力是最终的决定因素。

二、后牙的咀嚼运动

人们很容易理解，后牙的基本功能是咀嚼食物，但是咀嚼食物的过程很多人往往并不是很清楚。为了便于初学者理解，在此简单介绍一下咀嚼运动的研究成果。

现在学者发现，可以把咀嚼运动分为四个阶段：

第一阶段：张口运动。为了把食物放入口内，人们必须先让下颌做垂直张开运动，可以把一小块食物放入口内的工作侧后牙𬌗面上。

第二阶段：下颌侧向运动。紧接着下颌工作侧后牙向侧方开始运动一小段距离，并在此位置利用上下后牙牙尖把食物咬住。此时对侧牙为空载状态。

第三阶段：侧位咬合运动。下颌牙在侧方位置与上颌牙咬住食物后，嚼肌、颞肌开始收缩加力，以便利用后牙牙尖的穿透力来把大的食物咬碎成小块食物，此阶段上下颌牙尖间充盈着食物，所以它们并不直接或很少直接发生接触，下颌在此阶段反复做上下砍切式运动以便把食物切成很碎的食物。

第四阶段：在保持咬合接触条件下，下颌滑动到正中𬌗位。下颌在侧位把食物嚼成细碎的食物后，下颌牙与上颌牙快到了功能性接触状态后（也有人称此阶段为功能性抵近接触），这时下颌牙尖在上颌牙斜面的引导下，下颌滑动到正中𬌗位，在此位置，上下颌牙间轻微地做四周研磨（1～2mm 范围），以便把食物进一步磨细成粥状食物，然后神经会发出吞咽指令，咀嚼运动就完成了一个循环。由于从正面观察时上述四个运动形成一个圆周式运动，因此人们也称上述运动为"四相圆式咬合"。

现在研究表明，在咀嚼过程中牙弓并不发生充分的接触，只有当咬合周期快结束时才出现牙弓充分接触，这也是为了防止天然牙齿过度磨耗的保护性措施。

对天然牙弓的咀嚼研究可以指导建立全口义齿的𬌗。研究发现，全口义齿配戴者在咀嚼时主要进行砍切式运动，只有当食物被磨得很碎和食物团被唾液充分混合后，才出现小幅度的研磨式运动。所以我们在全口义齿后牙排列时一定要注意以下几点：

1. 一般应选择带有牙尖的后牙，因为只有有尖的牙才能轻松地咬碎食物。同时也要考虑到牙尖斜度越大所产生的咬合水平推力也越大，为了义齿的稳定和减小咬合水平推力，一般人工牙的牙尖嵴斜度为20°~22°左右。

2. 上下后牙的咬合力应能垂直地轴向传导到牙槽嵴上，尤其注意不能把后牙排列于牙槽嵴的颊侧。这就是说，应把后牙排列到牙槽嵴连线上或者其舌侧，以保持义齿的力学平衡，这就是"牙槽嵴连线理论"。当义齿工作侧放入大的食物做咬合时，对侧即平衡侧是不可能在此阶段发生接触关系的，所以为了义齿的咬合稳定，必须考虑将第二阶段的咬合力垂直地传导到牙槽嵴上以实现咬合静力传导，保证义齿的稳定。

3. 在进入咬合功能性接触状态时，下颌牙齿会在正中𬌗做各方向小范围的研磨运动，也就是说功能尖会在窝与嵴上做各种滑行研磨运动。在义齿制作时也应在𬌗架上来建立此种咬合模拟；而且在此阶段为了义齿的稳定，应该建立义齿平衡侧咬合接触，这也就是经常讲的"全口义齿的平衡𬌗"。平衡𬌗对全口义齿咀嚼运动第四阶段及患者日常的说话、休息等空载状态的稳定有重要的意义。

三、人工后牙的排列原则

1. 后牙的工作尖应尽量位于牙槽嵴上，使𬌗力轴向落在牙槽嵴上。

2. 后牙的𬌗面定位于下尖牙与磨牙后垫中部1/2的连线上，在舌体上缘水平，𬌗平面应大体平行下颌牙槽嵴顶的平面，如果前牙区低后牙区高会使上颌义齿产生向前滑动的趋势。

3. 后牙的颊舌向位置原则上下后牙舌尖位于磨牙后垫的颊舌侧缘与下尖牙近中邻接点所构成的三角区内（图6-18）。

4. 下颌后牙不能排到下颌支的上升曲线上，因为在咬合作用力下此上升段会产生推义齿向前滑动的反作用力（图6-19），当牙槽嵴明显短缺或下颌牙槽嵴有明显上升曲线时，应考虑省去第二磨牙。

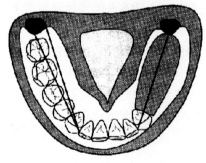
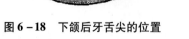
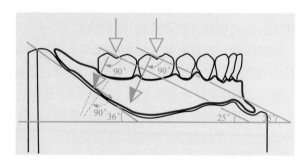

图6-18 下颌后牙舌尖的位置　　图6-19 下颌牙槽嵴倾角及咀嚼压力负荷引起的水平推力

5. 上下后牙应形成适当的横𬌗和纵𬌗曲线。一般来说，横𬌗曲线与𬌗平面的交角不应大于10°（图6-20~6-22）。

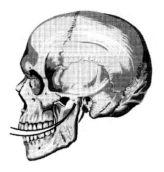

图 6 – 20　纵𬌗曲线

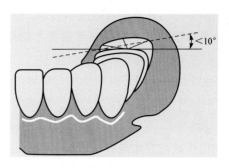

图 6 – 21　横𬌗曲线

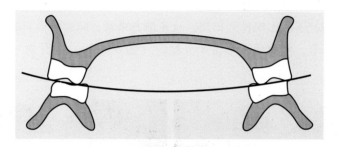

图 6 – 22　横𬌗曲线与𬌗面的交角不应大于 10°

6. 人工牙在正中𬌗时，上下牙列𬌗面尖窝相对，应达到广泛、密切的接触，前伸及侧向𬌗时要达到三点或多点接触的平衡𬌗。

第二节　四步排牙法

传统的四步排牙法至今仍是全口义齿排牙工作的基础。

一、上颌前牙的排列

排列前牙时我们提出的前提条件是选择在形态、大小和色度上都适合患者的人工牙，因此，前牙的排列方法也千差万别。常规方法是单独排列牙齿，每排定一个牙齿，我们就需按惯例检查牙齿切缘与上颌𬌗堤和下颌𬌗堤的排齐关系。

（一）定位或排定前牙时需考虑的因素

1. 前后位置。
2. 前牙的唇舌方向倾斜度。
3. 近远中向倾斜度。
4. 切缘水平位置。
5. 绕牙体长轴的旋转。

（二）步骤

1. 在主模型上画出中线，切牙乳突以及第一腭皱襞等重要的排牙参考线。

2. 将主模型涂上分离剂或做泡水处理，然后将上颌殆堤固定到模型上。

3. 首先削去殆堤上一侧中切牙位置上的蜡，接着用加热蜡刀将蜡软化，然后把中切牙放在其切缘接触所选殆平面的位置上。上颌中切牙的牙颈部应稍许向舌侧和向远中倾斜，同时也应注意中切牙近中面应与殆堤中线相重叠。然后用同样的方法排列对侧中切牙。上颌中切牙关系到中线的位置，唇部的丰满度、露唇度、义齿的美学效果，是最重要和最难排的牙。

4. 把侧切牙放在其切缘高于殆平面约 1mm 的位置上，其牙颈应向舌侧且长轴向远中倾斜，其唇面比中切牙排列稍偏舌侧（图 6-23）。

5. 把尖牙放在其牙尖接触殆平面的位置上并使其比其他牙要凸出一些，且颈部偏向颊侧。在正常情况下，如果排列得当，从正前方来看，向远中倾斜的中切牙和侧切牙似乎由尖牙来支撑着，使前牙看上去十分稳定（图 6-24）。尖牙对于天然牙的美观起着重要的作用。

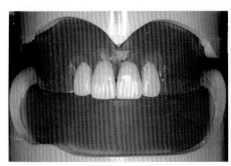 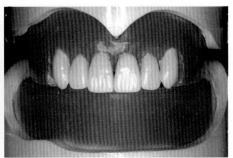

图 6-23　中切牙的长轴应大体上垂直，切缘比殆平面低约 1mm。侧切牙应比中切牙排列稍偏舌侧，且颈部稍向舌侧。侧切牙的切缘排在殆平面上，长轴向远中倾斜

图 6-24　结果使尖牙看上去像一个支撑点，向远中倾斜的中切牙和侧切牙似乎由尖牙支撑着。如果尖牙不像在支撑切牙的话，前牙看上去就不稳定

二、下颌前牙的排列

1. 下颌前牙应按照塑形后的殆堤唇面形状从前向后排列。同时应根据牙槽骨的吸收程度将人工牙尽可能排在接近天然牙的位置上（图 6-25）。

2. 下颌前牙的切缘应超出殆平面约 1mm。中切牙的长轴几近垂直，其切缘稍向唇侧外倾。侧切牙的长轴在颈部稍向远中倾斜，尖牙的长轴在颈部稍向远中倾斜，两侧下颌尖牙使下前牙看上去非常稳固（图 6-26）。

3. 前牙排成 1~1.5mm 的覆殆。为了避免相对前牙间的殆干扰，即使天然牙列时上下前牙相互有接触，在全口义齿时也应排成前牙无接触。排成这种水平覆盖后，切导斜度减小，全口义齿的稳定性也得到改善（图 6-27）。

4. 对于前牙的上下位置来讲，在说话或微笑时上下牙应显露均等（图 6-28）。

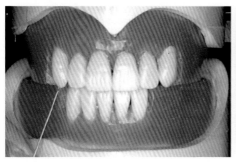 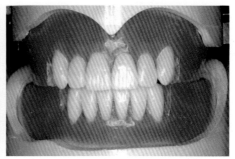

图 6 - 25　下颌前牙应该按照塑形后殆堤的唇面形状从前向后排列　　**图 6 - 26　下颌尖牙颈部向远中倾斜**

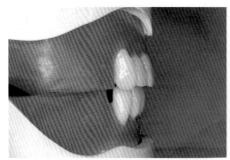 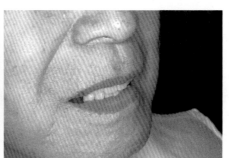

图 6 - 27　前牙排成 1~1.5mm 的覆殆　　**图 6 - 28　前牙的上下位置，在说话或者微笑时上、下牙应该显露均等**

三、下颌后牙的排列

可先排列上颌后牙，但现在人们已经发现先排下颌后牙有优势。这是因为下颌的舌侧线以及磨牙后垫等解剖标志十分清楚和准确，对后牙的准确快速定位有重要的参考价值。如果先排上颌后牙，则有可能出现牙齿定位错误或不准。所以现代操作已将这一步改为先排列下颌后牙，这样做有利于下颌义齿的稳定和固位。

1. 用铅笔标出下颌磨牙后垫至尖牙的牙槽嵴顶。

2. 用直尺把这条线延长到模型前后边缘的标区。

3. 画出磨牙后垫及其 1/2 高度线。

4. 按下颌尖牙与磨牙后垫的连线作为殆平面或者按照已成形好的上颌蜡堤作为下颌后牙殆面高度的确定标准（图 6 - 29）。

5. 下颌后牙的舌尖位置应不超过磨牙后垫舌侧缘与下尖牙近中面连线（图 6 - 30）。

6. 为了建立平衡殆，在排下颌后牙时应参考上颌蜡堤的殆平面，沿着前后及侧向的补偿曲线排列（图 6 - 31）。

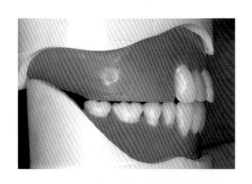

图 6 - 29　仔细检查殆平面的位置在殆堤上

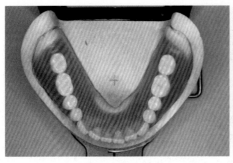

图 6-30　下颌后牙颊舌向排列位置

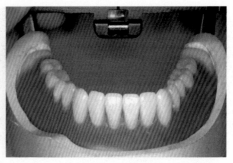

图 6-31　为了建立平衡𬌗，在排下颌后牙时应参考上颌蜡堤的𬌗平面，沿着前后及侧向的补偿曲线排列

四、上颌后牙的排列

1. 参照天然上颌后牙舌侧龈边缘的残迹，将人工牙排在接近天然牙的位置上。一开始，先排上颌第一磨牙，可以把它排在大体正常的位置上，但要稍高一些（图 6-32）。

2. 轻轻地合上𬌗架，让对颌牙将上颌第一磨牙推到准确位置。并在合上𬌗架的同时，用手指引导第一磨牙与对颌牙达到牙尖交错的位置上。如果发现第一磨牙明显不在原有位置上，需要将对颌牙去掉，重新排列上下颌磨牙的颊舌向位置，直至彼此相互协调（图 6-33）。

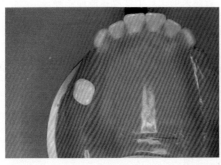

图 6-32　先排上颌第一磨牙，排在大体正常的位置上稍高一些

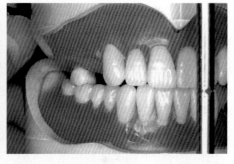

图 6-33　轻轻合上𬌗架，让对颌牙将上颌第一磨牙推到准确位置

3. 从舌侧观察，确认第一磨牙的舌尖正好位于下颌第一磨牙的中央窝（图 6-34）。

4. 𬌗架轻轻侧向运动，调整上颌第一磨牙的倾斜角度，以消除工作侧及平衡侧的干扰。上颌后牙的𬌗面朝外，下颌后牙的𬌗面朝内（图 6-35）。

5. 对侧的上颌第一磨牙也要排上去，左右上颌第一磨牙要排对称（图 6-36）。

6. 通过侧向移动𬌗架，从舌侧检查上颌第一磨牙和下颌第一、二磨牙在工作侧和平衡侧的相互𬌗关系（图 6-37）。

7. 用与排第一磨牙同样的方法，依次排列上颌第二前磨牙，上颌第一前磨牙和上颌第二磨牙（图 6-38）。

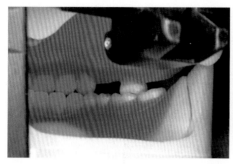 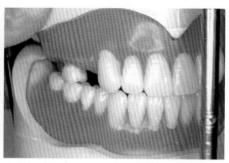

图 6 – 34　从舌侧观察，确认上颌第一磨牙的舌尖应该正好位于下颌第一磨牙的中央窝

图 6 – 35　上颌后牙的𬌗面朝外，下颌后牙的𬌗面朝内

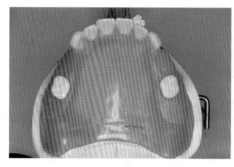 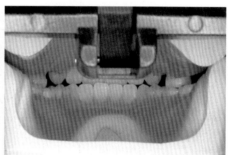

图 6 – 36　对侧的上颌第一磨牙也要排上去，左右上颌第一磨牙要排对称

图 6 – 37　通过侧向移动𬌗架，从舌侧检查上颌第一磨牙和下颌第一、二磨牙在工作侧和平衡侧的相互𬌗关系。

8. 在非正中𬌗调整牙倾斜角度时，很可能破坏了上下颌后牙在正中𬌗位的关系，所以，从舌侧观察并确认上颌后牙与下颌后牙在正中𬌗位时保持正确接触（图 6 – 39）。

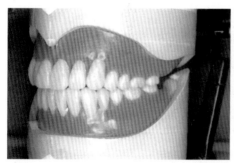 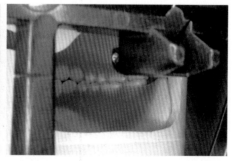

图 6 – 38　用排上颌第一磨牙的方法，依次排列上第二前磨牙、上颌第一前磨牙和上颌第二磨牙

图 6 – 39　从舌侧观察并确认上颌后牙与下颌后牙在正中𬌗位时保持正确接触

9. 排牙完成后的义齿𬌗面观（图 6 – 40A、B）。

前面已提过，在排牙的第三步也有人先排上颌后牙，后排下颌后牙，为了便于学习理解𬌗曲线，在此也把此方法予以介绍。

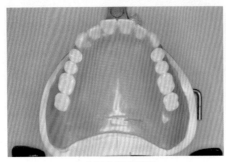 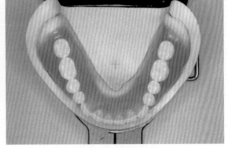

A.上颌义齿𬌗面观　　　　　　　　　B.下颌义齿𬌗面观

图6-40　完成排牙后的义齿𬌗面观

步骤：

1. 常规排列上颌前牙。

2. 排列下颌前牙。

3. 排列上颌后牙。

（1）把上颌第一前磨牙以长轴垂直𬌗平面的方式放好，其中该牙的颊尖应接触𬌗平面，舌尖离开𬌗平面0.5mm。

（2）以相似方式排出第二前磨牙，该牙长轴垂直于𬌗平面，其中该牙的颊、舌两个尖都应接触𬌗平面。

（3）让上颌第一磨牙的近中舌尖接触𬌗平面，近中颊尖离开𬌗平面0.5mm。远中颊尖离开𬌗平面1.0mm，远中舌尖离开𬌗平面0.5mm，颈部微向近中和腭侧倾斜。

（4）上颌第二磨牙近中舌尖离开𬌗平面1.0mm，近中颊尖离开𬌗平面1.5mm，远中舌尖离开𬌗平面1.5mm，远中颊尖离开𬌗平面2.0mm，颈部向近中和腭侧倾斜（图6-41、6-42）。

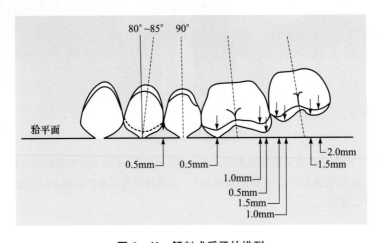

图6-41　解剖式后牙的排列

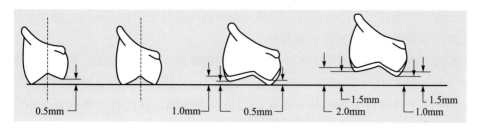

图 6 - 42 解剖式后牙的排列

（5）另外，可以用直尺来排齐尖牙唇侧嵴和第一前磨牙的颊侧嵴及第一磨牙的近中颊嵴。第一磨牙的远中颊嵴和第二磨牙的颊嵴连线应以小的角度向内倾斜（图 6 - 43）。

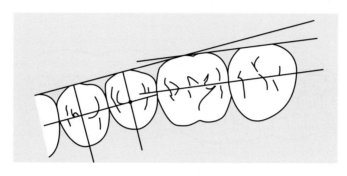

图 6 - 43 磨牙颊嵴与尖牙唇面、两个前磨牙颊面所成的线向内形成一定角度

4. 排列下颌后牙

（1）打开𬌗架，用蜡将下颌第一磨牙装到大致正确位置但要稍高一点。

（2）小心关闭𬌗架，使下颌磨牙回到正确位置。

（3）指导其与上颌第一磨牙和上颌第二前磨牙形成正确的咬合关系。

（4）𬌗架轻轻做侧方运动，并调整上下第一磨牙的角度，以消除工作侧和平衡侧干扰。

（5）以同样方式排列下颌第二前磨牙、第二磨牙和第一前磨牙。

（6）再次从舌侧检查正中咬合状态。

（7）完成义齿排列。

第三节 APF 排牙法

APF 是一种系统排牙法，其中各字母的含义是：

A——美学性。

P——发音性。

F——功能性。

此缩写表明，患者配戴了此种全口义齿后不仅美学性能好，能正常地进食和说话，而且义齿在口腔内有很好的稳定性。现在，国外的牙科技工学校多采用此种排牙法来教学，由此也可看出 APF 排牙法的重要性。

APF 排牙法的基础是采用了与该系统相适应的𬌗架。此种𬌗架是一种排牙𬌗架，其中颌关节髁道斜度为 30°，其 Bennet 角为 0°~15°，另外此种排牙法还必须采用前面提过的安装钥匙来将义齿主模型装入𬌗架，为了节省篇幅，在此就不再重复其相应方法了，学员可先复习一下以前所学章节的内容。

APF 排牙法的步骤如下：

一、下颌切牙的排列

前面提到 APF 是一种系统化前牙后牙排列法，如图 6-44 所示的排牙次序是实践中被证明可行的，因此介绍给读者。

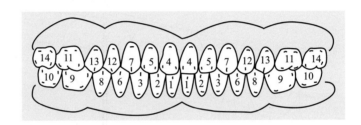

图 6-44 APF 排牙法中的排牙次序

排牙时应注意以下几点：

1. 下颌中切牙的牙根轴应与牙槽方向一致。
2. 该牙的切缘应稍向上颌唇侧倾斜。
3. 该牙的切缘应接触𬌗平面。
4. 下颌侧切牙的牙根轴同样和牙槽方向一致。
5. 和下颌中切牙相比，下颌侧切牙的切缘显得更垂直一些。
6. 下颌侧切牙的牙轴应垂直或稍向内侧扭转，角度为 6°~8°。
7. 该牙的切缘也应接触𬌗平面（图 6-45、6-46）。

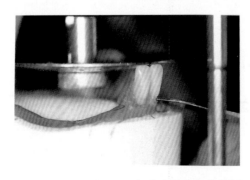

图 6-45 排好的中切牙切缘应接触排牙模板

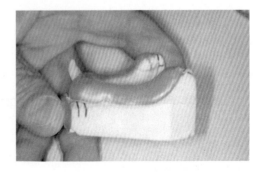

图 6-46 下颌中切牙侧面观

二、下颌尖牙的排列

（1）下颌尖牙的牙颈比下颌侧切牙的牙颈更偏向前庭侧一些。

（2）下颌尖牙的切缘稍许倾向舌侧并且接触𬌗平面。

（3）该牙的牙轴或多或少地向内倾斜（图6－48、6－49）。

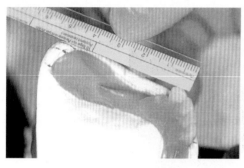

图6－47　下颌尖牙的远中唇面参照后牙颊尖连线来进行矢向调整

图6－48　下颌前牙长轴的不同倾斜度使义齿具有较好的美学效果

三、下颌第一前磨牙的排列

1. 该牙𬌗面颊尖接触排牙板，舌嵴不接触排牙板（图6－49）。

2. 该牙的颊面稍向舌侧倾斜。

3. 下颌第一前磨牙排列的和谐性可用直线来检查（图6－50）。

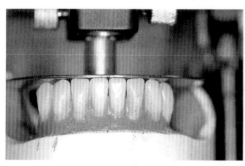
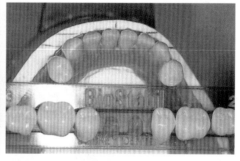

图6－49　下颌各前牙和第一前磨牙的颊尖都应接触于排牙模板上

图6－50　排列第一前磨牙的牙弓应当完全对称

四、上颌中切牙和侧切牙的排列

1. 先排列中切牙，然后再排侧切牙。

2. 中切牙唇面方向与牙槽方向一致，上颌不存在静力学要求，应注意上颌切牙与下颌的匹配能产生好的美学效果。

3. 排列上颌中切牙时应使其近中邻面所形成的上牙弓中线与下牙弓中线一致，而且也与颅面中线一致。

4. 上颌中切牙切缘应超越下切牙切缘 1～2mm，该切缘的形状应与闭唇线一致（图 6－51）。

5. 侧切牙与中切牙之间应形成矢向阶梯，也可称为切牙间隙，此间隙是下颌前伸时相应牙切缘的通道。

6. 上颌侧切牙的唇面应与水平牙弓弧线一致，使侧切牙产生适当倾斜和扭转可产生个性化美学效果。

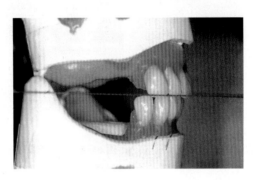

图 6－51　上颌中切牙切缘超过𬌗平面大约 1mm

五、上颌尖牙的排列

1. 上颌尖牙的牙轴应位于垂直方向并且平行于头颅中面。

2. 该牙尽量不要排得和中切牙一样长，这样有利于牙弓间的功能性运动并可提高前牙梯级美学效果。

3. 上颌尖牙的近中嵴应与下颌尖牙的远中嵴相匹配，上颌尖牙的远中嵴应与下颌第一前磨牙的近中颊嵴相适应（图 6－52）。

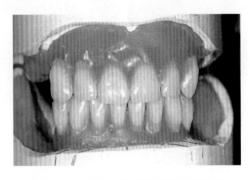

图 6－52　已排上下颌前牙的牙弓照片

六、下颌第二前磨牙和第一、第二磨牙的排列

1. 下颌第二前磨牙的颊、舌嵴都应接触排牙曲面板。

2. 该牙颊面应稍向舌侧倾斜。

3. 下颌磨牙的颊、舌尖都应尽量接触排牙模板的球状面，至少也应使黑色标志点接触球面板（图6－53）。

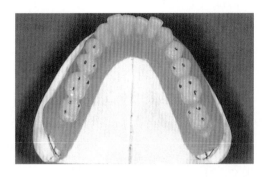

图6－53　后牙上用黑色标出的点必须准确地接触球壳表面

4. 下颌磨牙颊尖都向舌侧稍稍倾斜。

5. 下颌第二前磨牙和第一、二磨牙的𬌗面纵向沟应与牙槽嵴中线一致（图6－54）。

6. 下颌尖牙近中嵴和后牙舌尖及磨牙后垫的内界线都应与Pound线一致（图6－55）。

7. 下颌第一磨牙应排列在牙槽嵴最低点上。

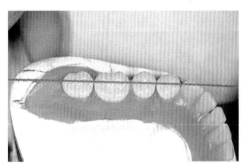

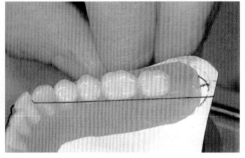

图6－54　下颌后牙𬌗面纵向沟与牙槽嵴中线一致

图6－55　Pound线从尖牙的近中缘通向磨牙后垫的舌面壁

七、上颌第一磨牙的排列

1. 上颌第一磨牙应以正常位置接触下颌磨牙。此时，上颌近中舌尖咬于下颌磨牙的中央窝上。

2. 应注意检查侧向运动时工作侧及平衡侧有无早接触点和𬌗干扰。应注意调整牙的倾斜角度以达到平衡𬌗的要求（图6－56）。

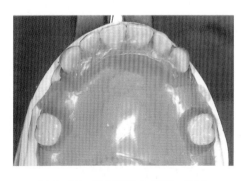

图6－56　已排好的上颌第一磨牙

八、上颌第一、第二前磨牙及第二磨牙的排列

1. 按以上相同方法分别排列上颌第一、二前磨牙，同时注意检查调整侧方及前伸运动时的𬌗平衡。

2. 应注意检查正中𬌗时的咬合接触点（图6-57）。

3. 已排列完成的义齿外观（图6-58）。

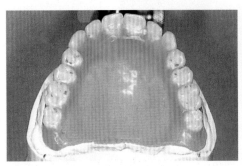 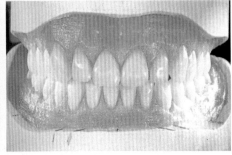

图6-57 咬合纸产生的标记已表明上颌后牙的咬合比较均匀

图6-58 在型盒中进行装盒前已仔细做好义齿的蜡模

第四节 牙龈蜡型的制作及蜡义齿试戴

蜡义齿试戴是全口义齿制作中的第11道工序，此工序是由牙科医生来进行的。在蜡义齿试戴之前，牙科技师可先大致地完成蜡型的雕刻和塑形，这样试戴期间很容易就能判断出患者的外观与发音情况。

蜡义齿试戴过程中，可在患者口内检查蜡义齿的功能性和美观性。牙科医生应向患者说明，蜡义齿的固位功能尚不能令人满意，试戴是牙医决定修复体美观状况及向技工室陈述有关这些情况意见的最后时机。

试戴时牙医可检查下列方面：

1. 中线是否和谐。

2. 前牙与上下唇的关系。

3. 尖牙隆凸。

4. 𬌗平面。

5. 一切美观因素：例如牙形大小和牙色。

6. 发音方面是否可以接受。

7. 垂直距离。

8. 𬌗关系。

9. 患者的整体舒适感及接受性。

如果必须作许多重要修正（例如改变颌位关系），则应在进行相应修正后，进行第二次蜡义齿试戴工作。一般当牙医确认了义齿试戴合适信息后，牙科技师应再进一步地

细致完成蜡型的制作。

义齿蜡型成形主要是指义齿磨光面的成形。义齿磨光面是包括唇、颊、舌和腭侧的基托以及除了牙合面以外人工牙的外表面。它并不像义齿的组织面和牙合面那样被经常提到。可以毫不夸张地说，包括许多医生和技师在内，相当一部分人并没有真正认识到义齿磨光面成形的重要性，临床上也可以看到很多成形不良的基托外形。牙科技师应当从思想上明白，义齿牙龈蜡型的成形技术虽然没有排牙技术那么重要，但是此项技术也是充满技术性和艺术性的工作，它是优秀的牙科技师必须完全理解并掌握的一项基础技能。

一、义齿基托的要求

1. 义齿基托应填充天然牙丧失后所形成的空间。
2. 义齿基托表面结构在形态和颜色上应类似于天然牙龈。
3. 义齿基托的形状要有利于唇、颊、舌肌肉的功能性活动，可称其为"义齿肌肉捆绑性。"
4. 义齿基托的形状要有利于口腔卫生。应避免形成容易造成食物残渣及细菌滞留的细小凹陷。
5. 人工牙必须能在义齿基托中牢靠固定。
6. 义齿基托应有恰当的厚度以保证其强度和舒适性。
7. 人工牙龈缘和牙间龈头形态应符合美观要求。

二、形成基托蜡型的方法

（一）铺制上颌腭侧蜡型

1. 可先用雕刻刀去除义齿腭侧的蜡片，并用蜡刀固定封闭人工牙腭侧空间。
2. 用两层 1mm 蜡片烤软后紧密压贴在上颌腭侧，应注意蜡片与腭侧石膏间不能留有空间。也可用少量蜡液均匀涂抹在模型腭侧，然后用 1.5mm 厚的蜡片烤软贴合在蜡层上。如果为了更容易操作，也可先用 0.5mm 厚度蜡片贴在模型上，然后再在其上铺上一层 1.25mm 厚的蜡片。

不论采用何种方法都应注意，蜡片一定要牢靠地贴合于模型上，压合后蜡片的厚度应为 1.75~2mm 之间，蜡片应尽量平整光滑，不要混入杂物。

3. 用锐刀去除多余的蜡边，并将其切边处封闭固定。
4. 用雕刻刀将蜡表面初步平整化。

（二）成形上颌唇颊侧蜡型

一般情况下，应用液蜡来堆制成形唇颊侧蜡型，为了方便这项技术的应用，先介绍几项重要的事项。在排牙期尽量少用蜡，以使牙能自由站立就可以了，而不能加过量糊住牙。在开始制模前应把粘在牙上蜡的彻底清除掉。和堆蜡技术一样，应注意把蜡准确和适量地滴到相应部位上。

成形步骤：

1. 把液态蜡从蜡池或可控温的熔蜡器中取得，并准确地滴到目标上（图6-59）。

2. 在龈缘处进行累积式滴蜡（图6-60）。

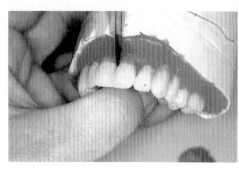 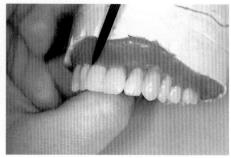

图6-59 取液态蜡并准确滴到目标上　　　　　**图6-60 在龈缘处进行累积式滴蜡**

3. 初常规滴蜡法堆出龈缘和乳头的基本形状，保证了后续工作量降至最低（图6-62）。

4. 初步堆成的义齿唇侧基托，凸出的牙龈乳头可防止污垢积累。

5. 塑形尖牙颈上方的尖牙隆凸，尖牙隆凸应在不增加边缘厚度的前提下与周围边缘相和谐。

6. 在上颌中切牙上雕出轻微的牙根隆凸，隆凸不像尖牙隆凸那么明显而且须在接近基托边缘处消失（图6-62）。

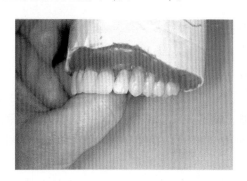 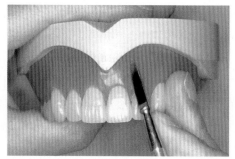

图6-61 用常规滴蜡法堆出龈缘和乳头的基本形状　　　**图6-62 不需在前牙牙根的相应部位塑造出突起，但是在整个翼缘范围上应该从牙颈部开始稍微隆起并向基托边缘均匀过渡**

7. 后牙区牙根突起也应很浅、很宽。应尽量模仿天然牙龈的外形，因为过分的牙根突起不但造成患者感觉不适，而且还会导致食物滞留。

8. 由于天然牙列的龈缘会随时间而退缩，义齿的龈缘高度也应该依年龄不同而不同。60岁以上的患者龈缘位置应在人工牙的牙颈线处。上颌侧切牙的龈缘应该比其他上颌前牙的位置低一些，尖牙的龈缘线应稍高于中切牙（图6-63）。

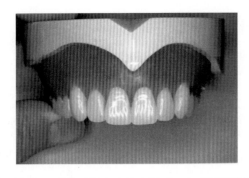

图 6 – 63　上颌侧切牙龈缘略低于上颌中切牙，上尖牙龈缘稍高于中切牙

9. 雕刻第一前磨牙的龈缘时，应该避免从尖牙到前磨牙处形成明显的台阶。这两颗牙间龈线明显的变化会破坏义齿的美观。应该选用高一些的前磨牙来增高其龈缘位置（图 6 – 64）。

10. 后牙的龈缘乳头应该雕刻得高而锐（图 6 – 65）。

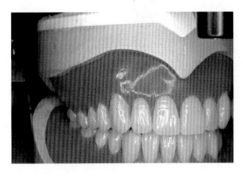

图 6 – 64　雕刻第一前磨牙的龈缘应避免从尖牙到前磨牙处形成明显的台阶。这两颗牙间龈线明显的变化会破坏义齿的美观。应该选用高一些的前磨牙来增高其龈缘位置

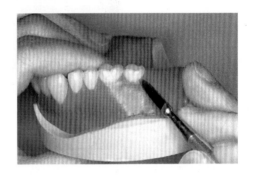

图 6 – 65　后牙的龈缘乳头应该雕刻得高而锐

（三）上颌腭皱襞的成形

应不应该在全口义齿上颌蜡型中体现出腭皱襞，至今尚无定论。现代多数技师认为，腭皱襞对发音、味觉和食物的移动压缩起重要作用，而且人人口腔中都有这个皱襞，为什么全口义齿基托上不体现这个皱襞呢？应特别注意的是，腭板不要因此而变得太厚，同时腭皱襞应制作得自然平滑，不要过分夸张或形成深的凹陷。只有少数情况下，才采用光滑腭板，这多半是一些特殊患者，他们已多年习惯没有腭皱襞的光滑腭板了。

步骤：

1. 用滴蜡器堆制腭皱襞（图 6 – 66）。

2. 用火焰对蜡模进行吹光（图 6 – 67），此时要求有灵敏的手感，以防止蜡被过度加热而流失。

3. 制作完成上颌腭皱襞（图 6 – 68）。

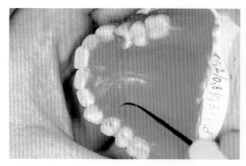

图 6-66　用滴蜡器堆制腭皱襞

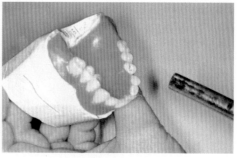

图 6-67　用火焰对蜡模进行吹光

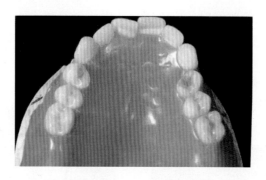

图 6-68　很仔细地进行对上颌义齿的蜡模和吹光工作

（四）润饰加工

用雕刻刀把蜡型刮光滑后，用酒精喷灯或充气喷枪对成形后的蜡型进行喷光处理。火焰应尖而细，喷灯火焰距蜡型表面不能太近，应该以很快的速度掠过蜡型表面，保证整个蜡型表面呈熔而不流状，既保证磨光面的光滑，又能保持良好的外形，应特别注意不能将人工牙烧焦变色。在龈缘处蜡型易被破坏，如有熔化部位，应再次用雕刻刀成形。蜡型完成后，应再将模型装入𬌗架，检查咬合关系有无变化，以及蜡模有无咬合高处并作调整。

（五）上下颌蜡模制作完成（图 6-69、6-70A～E）。

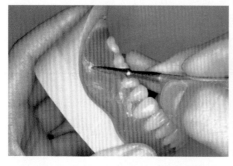

图 6-69　颊侧表面外形稍突起或平直

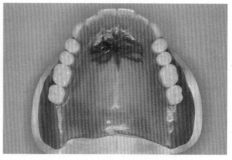

图 6-70　A. 成形好的上颌义齿蜡模

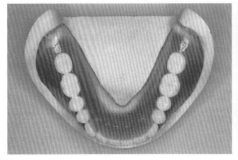

图 6-70　B. 成形好的下颌义齿蜡模

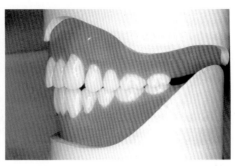

图 6-70　C. 义齿蜡模左侧观

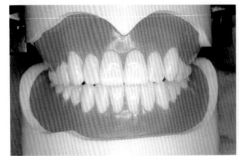

图 6-70　D. 义齿蜡模唇侧观

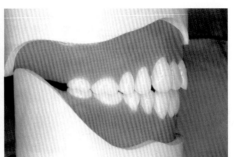

图 6-70　E. 义齿蜡模右侧观

思　考　题

1. 上颌中切牙唇面到切牙乳突中心的平均距离为（　　）mm，对于尖牙来说，从唇面到第一腭皱襞尖端的距离约为（　　）mm。

2. 前牙最重要的突出要求就是要恰好地支持（　　），上下颌前牙的唇侧面应基本平齐（　　）转折线，或轻微突出该线，用此方法可有效地辅助上下前牙的前后定位。

3. （　　）牙在上颌前牙中牙冠最宽，（　　）牙的宽度居次，而（　　）的最窄。然而，牙齿排列后，从正面看，所能见到的牙齿自牙齿中线向远中逐渐变小，一般要求从中线开始，每一个前牙应当比之相邻的近中牙可见性将近窄（　　）%。

4. 上颌前牙排列时，中切牙切缘与𬌗平面（　　），侧切牙切缘比𬌗平面（　　），尖牙切缘与𬌗平面（　　）。

5. 在上颌前牙排列中，以中线为轴，（　　）牙的颈部向远中倾斜度最大，（　　）牙次之，（　　）牙最小。

6. 上颌后牙排列时，第一前磨牙的颊尖应接触𬌗平面，舌尖离开𬌗平面（　　）mm。

7. 上颌第一磨牙的（　　）尖接触𬌗平面，近中颊尖离开𬌗平面（　　）mm。远中颊尖离开𬌗平面（　　）mm，远中舌尖离开𬌗平面（　　）mm，颈部微向近中和腭侧倾斜。

8. 上颌第二磨牙近中舌尖离开𬌗平面（　　）mm，近中颊尖离开𬌗平面（　　）mm，远中舌尖离开𬌗平面（　　）mm，远中颊尖离开𬌗平面（　　）mm。

第七章 从蜡义齿到树脂义齿

 知识要点

在排好人工牙并由牙科医生在患者口腔中进行蜡义齿试戴且取得认可后，必须把人工前牙和后牙永久性地固定在义齿基托上。由牙科技师来完成全口义齿制作的第 12 道工序，把蜡基托通过各种办法去除后形成材料转换腔，然后用树脂材料取代蜡。

从临床观点来看，义齿基托材料应满足以下要求：

1. 外观要求与天然牙龈相似，以便产生好的美学效果。

2. 对黏膜不产生刺激。

3. 具有良好的材质均匀性且不易积垢，以免滋生细菌和引起口臭。

从材料学观点出发，要求塑料具有以下性能：

1. 高的机械强度和永久的形状稳定性。在进行咀嚼活动时，承受巨大的功能负荷时也不变形或破碎。

2. 良好的颜色稳定性。即使受到口腔介质和口腔净化剂强烈作用时也能保持稳定的颜色。

3. 完成塑料聚合工艺后残余的单体应很少，以防损害与其接触的黏膜。

4. 操作简单，很容易进行修理工作。

目前可用于全口义齿制造的塑料可分为：自凝树脂、热凝树脂及热塑性塑料。其中自凝树脂和热凝树脂只是聚合原理不同，自凝树脂具有其独特的优势。现代牙科技术也开始采用新型自凝树脂来制作义齿。对于牙科界而言，采用热凝树脂现在仍然是经典和主流。对于初学者而言，掌握热凝树脂的加工方法是重点。本教材重点讲解热凝树脂两种最基本的方法即传统的填压方法和热聚合注塑法。

第一节 填 压 法

把成型好的蜡义齿翻制成热凝树脂义齿是最古老和最常用的方法，称为手工填压法。

一、义齿装盒

义齿装盒是用石膏把已成形好的蜡义齿连同模型装入型盒，为填入树脂而预先形成义齿型腔。

装盒步骤如下：

1. 检查义齿蜡型与模型的密合程度，如有不密合就用基托蜡进行填补。

2. 用咬合纸检查义齿的咬合关系。

3. 选择干净、密合、号码匹配的型盒，并用凡士林润滑型盒内面（图7－1）。

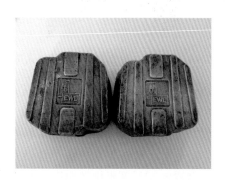

图7－1　型盒应合适且不晃动，上下型盒号码要匹配

4. 取下𬌗架上的义齿蜡型和模型，在模型上涂布分离剂，更好的办法是用铝箔把模型底部分离面保护起来，以便于开盒时完整地把模型分离出来。

5. 将义齿模型放入型盒内，检查型盒内义齿蜡型的高度。

6. 让义齿模型连同石膏模型在水中浸泡5分钟，使其充分吸水以防止装盒时模型吸收包埋石膏中的水分。

7. 称量石膏并按厂家推荐比例调配（通常半个型盒石膏用量为200g）使用人造石，因为它们具有极佳的压缩强度。

8. 把调好的石膏放入型盒内，将义齿模型放入（图7－2）。模型要放在型盒中央并让𬌗平面与型盒底面大致平行（图7－3），应注意义齿𬌗面的高度不能过高，其𬌗面距上半型盒的顶部距离最少应为1cm。

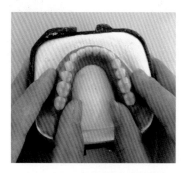

**图7－2　义齿蜡型和模型在
人造石混合物中放好**

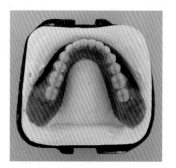

**图7－3　模型放在型盒中
央，𬌗面平行于工作台**

9. 用石膏刀平整周围的人造石，视具体情况去除多余人造石或填补人造石不足的区域（图7-4）。

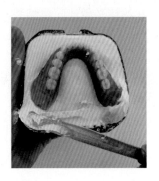

图7-4　在需要去除倒凹的区域填补人造石

10. 去除一切倒凹以免妨碍两半型盒的分离。倒凹出现的区域一般是下颌义齿后部舌侧和上颌前牙唇侧。

11. 待人造石初步硬固后，将石膏表面用手指在流水下修整光滑。

12. 将上半型盒置于下半型盒上，检查型盒边缘是否仍留有妨碍型盒密合的石膏。

13. 将包埋完成的下半型盒浸泡在石膏水中约20分钟。

14. 在下半型盒的所有石膏表面涂布分离剂，注意分离剂不能涂在义齿蜡型与塑料牙上。

15. 上半型盒就位后，用石膏搅拌机调拌石膏。

16. 用手指或小毛刷将少量石膏放入牙面𬌗面和牙齿邻面区，这样可减少义齿包埋时产生的气泡并减少修整义齿的时间（图7-5A、B）。这一步骤应在低速运转的振荡器上进行。

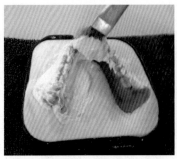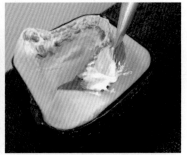

A. 用硬毛刷把人造石涂在𬌗面上　　　　B.人造石要涂在义齿蜡型的蜡质部分以减少凹隙

图7-5　将少量石膏放入牙面𬌗面和牙齿邻面区

17. 继续向型盒中灌注石膏，让石膏流满义齿表面及下半型盒，要注意不可吸入空气，否则会产生凹隙。若没有振荡器，就在台面上铺一块毛巾并将型盒在毛巾上来回振动，但注意必须握紧两半型盒（图7-6A、B）。

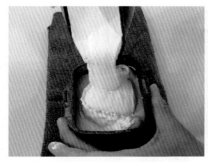
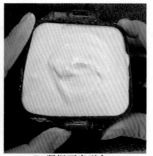

A.人造石要缓慢注入型盒 以减少空气的吸入　　　B.紧握两半型盒，
　　　　　　　　　　　　　　　　　将型盒放在架台的毛巾上振动

图7-6　让石膏流满义齿表面及下半型盒

18. 把型盒盖放在注满石膏的型盒上，轻轻地敲以保证型盒已完全充满（图7-7）。

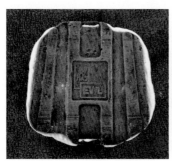
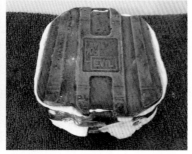

图7-7　盒盖放在型盒上并轻轻敲击以保证型盒注满石膏

二、去蜡

待石膏硬固后，型盒要放在沸水中使蜡质软化并去除干净。

去蜡步骤：

1. 把型盒放入沸水中大约 5 分钟，要注意最好使用计时器以防止蜡完全融掉（图7-8）。

2. 取出型盒，用石膏刀撬开两半部分（图7-9）。

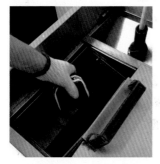
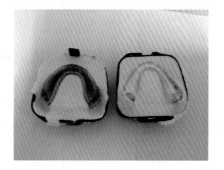

图7-8　把型盒放入沸水中约 5 分钟，　　　**图7-9　分开后的两半型盒**
用计时器计时，防止蜡完全融掉

3. 去除软化的蜡并检查人工牙是否固定牢靠（图7-10）。

4. 用干净的沸水冲洗牙齿表面，模型及石膏以去掉所有蜡迹（图7-11）。

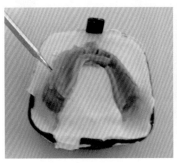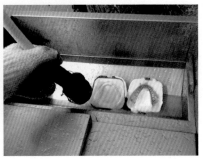

图7-10　取掉基托和软化蜡　图7-11　用加入清洁剂的沸水冲
并检查人工牙是否脱位　　　　洗型腔

5. 直立型盒，以排除多余的水分并冷却。

三、涂布分离剂

型盒冷却以后要将分离剂涂到模型的所有石膏面以方便处理模型。

涂布分离剂步骤：

1. 在小容器中倒足量分离剂，不能用毛刷直接蘸包装瓶内的分离剂，因为这样极易污染瓶中的分离剂而使其失效（图7-12）。

2. 仔细在型盒中的石膏表面涂布分离剂，但分离剂不得涂在人工牙齿的表面（图7-13）。

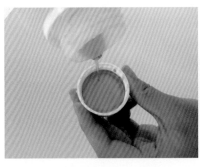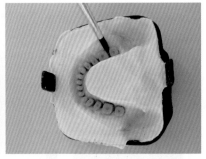

图7-12　把分离剂倒入小容器中备用　图7-13　用小毛笔涂布分离剂，
不要涂到人工牙上

3. 将涂布完分离剂的型盒搁置一边让其干燥，要保证所有石膏表面都涂过分离剂，否则基托树脂会沾上石膏，使得随后的修整非常困难。

四、填塞树脂和热处理

填塞树脂和热处理步骤：

1. 选择满足患者特点且颜色合适的基托树脂并按厂家说明称量好（图7-14）。

2. 在干净的搅拌杯中用不锈钢调刀混合树脂，然后放置一旁直至树脂到达面团期再进行填塞，此时一定要保证搅拌杯密封，这样才能防止丙烯酸单体挥发而使混合后的树脂成颗粒状（图7-15）。

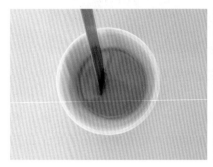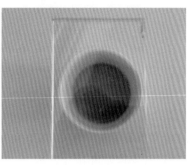

图7-14　在干净的搅拌杯中用不锈钢调拌刀混合树脂

图7-15　保证搅拌杯密封，防止丙烯酸单体挥发而使混合后的树脂成颗粒状

3. 处理树脂时要戴上塑料手套以防止皮肤油脂污染树脂和多次接触树脂而引发接触性皮炎。

4. 待树脂到达面团期后，从杯中取出，树脂卷成条状填入型盒中（图7-16A、B）。

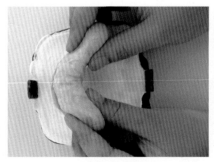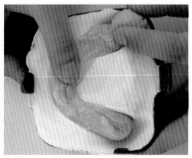

A.取出树脂团并卷成条　　　　　　　B.放入型盒中的树脂

图7-16　将树脂团卷成条放入型盒

5. 在树脂上放上塑料纸，装好两半型盒并在压缩机中缓慢关闭，让树脂流入型腔的微小部位（图7-17）。

6. 打开型盒，去除多余树脂，取掉塑料纸后，进行持续时间为5～10分钟的最终加压。加压的目的不仅是让树脂充满型盒，而且要使树脂变得足够致密。当两个型盒的金属边紧密地扣合之后，加压过程即可结束。如果对于上述项目检查不严，则可能会发生咬合升高的问题。

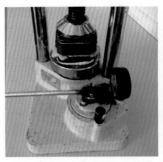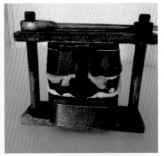

图 7 - 17　型盒在压缩机中缓慢关闭

7. 把夹紧的型盒放入水槽中，缓慢升温至 70℃，保持 60 分钟，再升到 100℃，保持 30 分钟。待义齿完成固化后，将型盒从水槽中取出并让它在架台上自然缓慢冷却，然后对义齿进行开盒修整和抛光处理。

五、开盒

在开盒过程中常出现的问题是：①义齿的破损。②石膏模型的破坏。③两者共同的破损。④型盒的破损。

注意开盒的细节来消除倒凹，恰当地使用分离剂，并且小心的遵守开盒程序可避免出现上述问题。

开盒步骤：

1. 取下型盒固定螺栓和盖板，用木槌轻轻敲击型盒底板使石膏整块脱出（图 7 - 18）。

2. 用石膏剪剪去包埋石膏暴露模型，注意要保证模型的完整和干净，以便重新准确地固定于𬌗架上（图 7 - 19）。

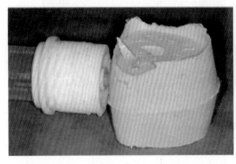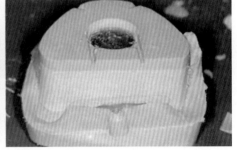

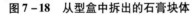

图 7 - 18　从型盒中拆出的石膏块体　　**图 7 - 19　主模型应不受损伤地从石膏中拆出，以便重新准确地固定于𬌗架上**

3. 用小的气凿来清除义齿舌腭面的石膏，特别应注意不要施加过大的压力，以防义齿有关部分发生破坏或产生裂纹（图 7 - 20）。

4. 在流水中冲洗干净未进行后续加工的义齿（图 7 - 21、7 - 22）。

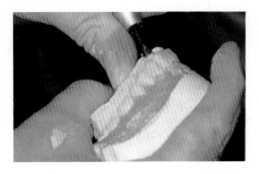

图 7 – 20 用小的气凿进行石膏清理

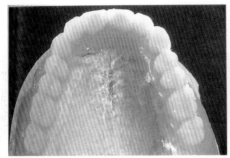

图 7 – 21 脱包埋后的上颌义齿

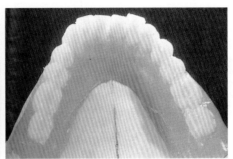

图 7 – 22 脱包埋后的下颌义齿

第二节 热聚合注塑法

用热聚合注塑法来制作全口义齿，在国外已被普遍采用，其设计目的是实现被压缩树脂的定向聚合。此聚合从前牙区开始，然后连续地向后牙区延伸。为了补偿聚合引起的收缩，应保持恒定压力（6 巴），并相应于聚合收缩而不断补充塑料来填补损失掉的体积。

注塑加压聚合装置工作原理（图 7 – 23）。

热聚合注塑法步骤：

1. 所用的包埋方法与填压法步骤相同，只是本方法中要求采用特种专用型盒，而且在进行包埋时，前牙必须位于和铸道相反的一侧（图 7 – 24）。

2. 铸道直径不得小于 3mm（图 7 – 25）。

3. 下颌牙弓的后端应设铸道，以便浇注塑料（图 7 – 26）。

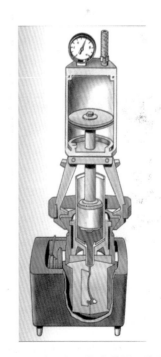

图 7 – 23 注塑加压聚合装置工作原理

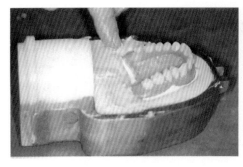

图 7－24　在型盒中进行包埋时，前牙必须位于铸道相反的一侧

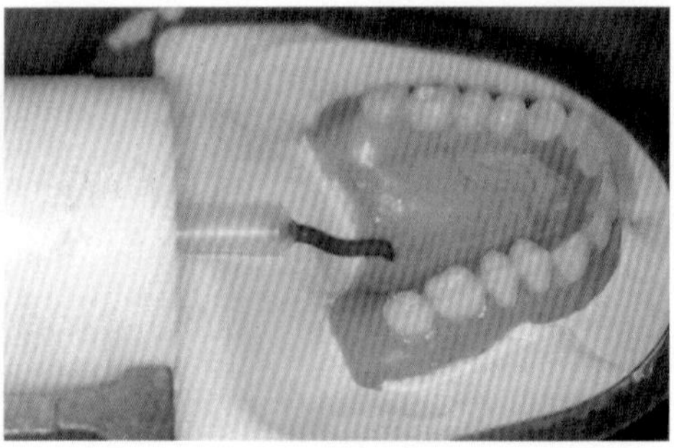

图 7－25　铸道直径不得小于 3mm

4. 把上半型盒充满石膏，并用塑料盖加以封闭（图 7－27）。

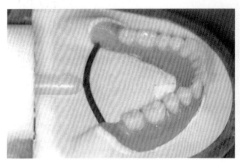

图 7－26　下颌牙弓的后端应设铸道，以便用塑料进行浇注

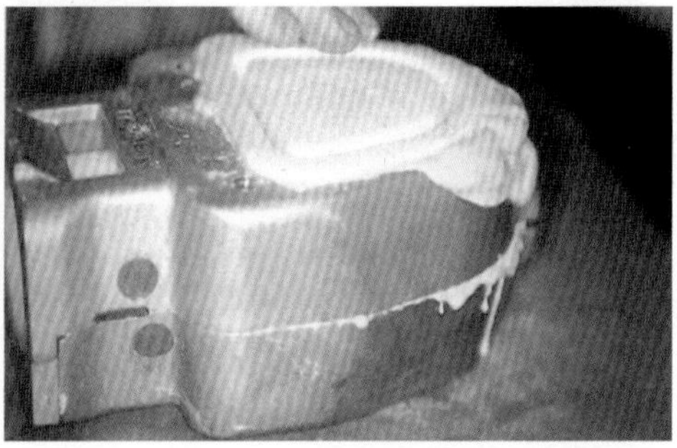

图 7－27　靠手指的劲使型盒被塑料盖锁紧

5. 失蜡后，应去掉型盒接口处的石膏层，以利于上下型盒更严密地贴合（图 7－28）。
6. 涂布藻酸盐分离剂（图 7－29）。

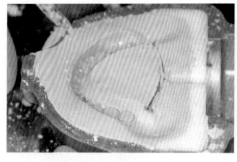
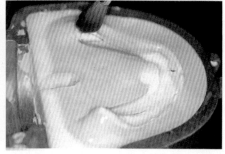

图 7－28　失蜡后去掉型盒接口处的石膏层，使上下型盒严密贴合

图 7－29　用大毛笔把藻酸盐分离剂涂布均匀

7. 把分离后的型盒放在平台上晾干（图 7－30）。
8. 在扣合型盒前，把白色注塑管置于其中（图 7－31）。

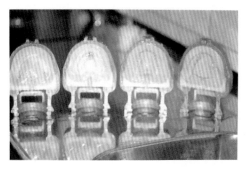 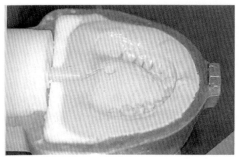

图7-30　把分离后的型盒放在平台上晾干　图7-31　扣合型盒前，把白色注塑管置于其中

9. 把型盒夹于型盒架内并放在液压机下加恒定的3吨压力（图7-32）。

10. 把已振动混合好的专用塑料桶装在型盒上（图7-33）。

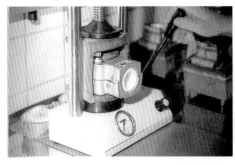

图7-32　把型盒夹于型盒架内并放在液压机下加恒定的3吨压力　图7-33　把混合好的专用塑料桶装在型盒上

11. 装置型盒架，并用6巴压力把塑料压入型盒空腔中，注入维持压力时间最少为5分钟（图7-34）。

12. 在预定水位下，把处于压力下的型盒放在开水中35分钟，以进行聚合（图7-35）。

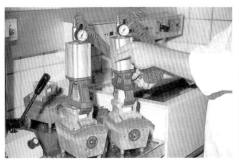 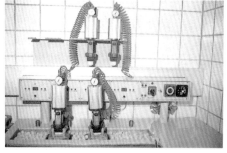

图7-34　装置型盒架，用6巴压力把塑料压入型盒空腔　图7-35　在预定水位下，把处于压力下的型盒放在开水中35分钟进行聚合

13. 完成聚合后，在有压力的情况下，把型盒置于冷水中冷却20分钟，然后把加压装置去掉。用常规开盒方法打开型盒，取出义齿模型

思 考 题

1. 义齿模型装盒前在水中浸泡 5 分钟，其目的是（   ）。

2. 装盒时应注意义齿𬌗面距上半型盒的顶部距离最少应为（   ）cm。

3. 填压塑料时加压的目的是（   ），加压维持时间为（   ）。

4. 用热聚合注塑法制作全口义齿设计目的是（   ），其聚合从（   ）区开始，然后连续地向（   ）区延伸。

第八章　调整咬合与义齿抛光

知识要点

全口义齿制作的第 13 道工序是对即将完成的义齿进行咬合调整和表面抛光。实际工作中，很多人忽视了在𬌗架上进一步对义齿实行咬合调磨的重要性，通过义齿重上𬌗架可发现把义齿由蜡翻制成塑料时所产生的误差。由于树脂存在聚合收缩，装盒用石膏的体积变化以及蜡本身存在的应力，因此𬌗的变化是不可避免的。这些𬌗变化必须通过打磨加以调整。研磨的最高准则是使牙弓间形成正中咬合并能保证下颌进行无障碍的双侧𬌗平衡运动。

第一节　调整咬合

调整咬合首先把已翻制成塑料的全口义齿重新安装到𬌗架上。此时特别注意的是，已聚合好的义齿不要事先从工作模型上取下。

一、正中咬合检查

1. 把带有义齿的模型不受损坏地准确装回到𬌗架上，可用粘蜡或 502 胶水固定模型（图 8 - 1）。

2. 检查切导针与切导盘的关系，一般情况下，切导针离开切导盘 1mm。如果这一数值过大，就很难通过单纯的咬合调整来实现完美咬合关系，这时应重新排牙和聚合来保证实现正确的咬合关系（图 8 - 2）。

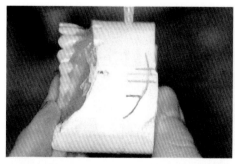

图 8 - 1　用秒级快干胶把模型和安装座牢固地粘在一起

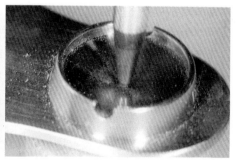

图 8 - 2　在进行首次咬合检查时，切导针未接触到切导盘

3. 在上下牙间放置红色咬合纸，并且轻轻拍合𬌗架来指示𬌗接触（图8-3。）

4. 在正中咬合位研磨时，不许使垂直关系受到破坏。功能尖绝不可打磨，只允许打磨相应窝沟和对颌牙边缘嵴。非功能尖上的早接触点必须要消除。

5. 重复上述步骤，直至在上下颌牙弓的𬌗面出现均匀的接触点为止（图8-4、8-5）。

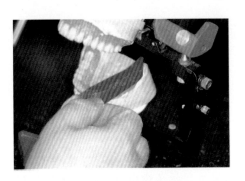

图8-3 用咬合纸检查𬌗高点

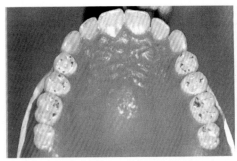

图8-4 上颌牙弓出现均匀咬合点

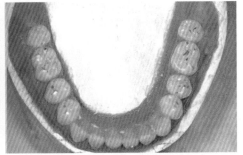

图8-5 下颌牙弓出现均匀咬合点

二、前伸运动咬合检查

1. 调完正中𬌗后，用汽油或酒精把牙上的色彩标记去掉，并再一次用红色咬合纸确定并显示出最后的接触点。

重要原则：这些正中𬌗位接触点在进行下颌功能运动调整时不许被磨除！

2. 前伸运动调𬌗的目的是：前伸运动中，下颌前牙应与上颌前牙均匀接触，而且每侧磨牙区域至少存在一个接触点。前伸运动时，如果前牙存在早接触点，可调整上前牙舌侧面和下前牙唇侧切缘；如果后牙存在早接触点，可对下颌舌尖的近中斜面和上颌颊尖的远中斜面进行适当修磨。

3. 在前伸运动中检查时可采用黑色或绿色咬合纸，并注意解除𬌗架上的正中锁。

4. 对前牙区不恰当的接触点进行修正性调整（图8-6）。

5. 牙弓已适应于前伸运动而调整好，可保证下颌前伸运动整个过程的导向，请注意后牙区存在接触点（图8-7）。

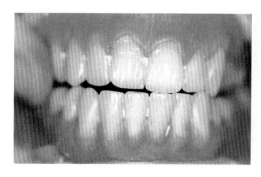 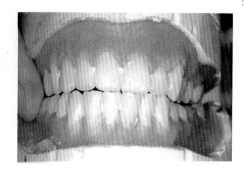

图8-6　左侧上下中切牙在前伸运动时出现早接触　图8-7　修正后出现正确的前伸咬合关系

三、侧方运动咬合检查

1. 侧方运动调𬌗用蓝色咬合纸。同样重复一遍，绝不许在此阶段调磨正中接触点。

2. 调整目标：在下颌进行侧方运动时，工作侧的前磨牙和尖牙发生导向接触，而平衡侧的磨牙也要发生导向接触（图8-8）。

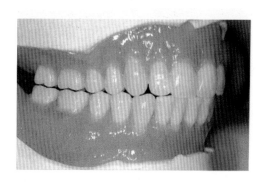

图8-8　下颌进行侧方运动时，工作侧的前磨牙和尖牙发生导向接触，
平衡侧的磨牙也要发生导向接触

如果在侧方运动时，工作侧上下牙颊尖发生早接触，则调整上牙颊尖的舌斜面。

如果在侧方运动时，工作侧上下牙舌尖发生早接触，则调磨下牙舌尖的颊斜面。

如果在侧方运动时，平衡侧的后牙发生接触而工作侧的前牙和后牙都脱离咬合，此时平衡侧的干扰点往往出现在正中嵴的内坡上。注意此时在不损害正中接触点的前提下把它们磨掉。

四、精细研磨

为了在𬌗架上使牙弓间达到最精细无阻碍运动，可以在牙弓间放上用甘油混合的刚玉粉或其他调整剂，然后把切导针升高并使𬌗架进行各种极限运动。调整时的压力应恰到好处，此种圆周形运动应交替地在两个方向进行，调整完成后把刚玉粉冲掉，在牙弓间放上红色咬合纸，然后使牙弓做各种极限运动，以便进行牙弓接触情况检查，在各前磨牙和后牙上必须形成均匀面式接触（图8-9、8-10）。

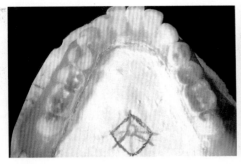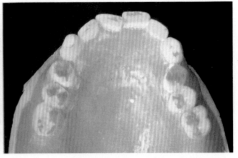

图 8 – 9　精细调磨后，牙弓在下颌作极限　　图 8 – 10　咬合纸在正中殆位时上颌牙尖
运动时应形成面式接触印迹　　　　　　　　上留下的印迹比在咀嚼窝上的印迹轻

第二节　义齿抛光

在完成了殆的静态和动态调整之后，即可把义齿从工作模型上拆下来（图 8 – 11）。

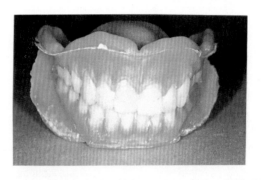

图 8 – 11　完成殆的静态和动态调整后，把义齿从工作模型上拆下来

精加工和抛光程序：

1. 先把菲边去除。
2. 修整唇系带和颊系带通道以及义齿基托细节（图 8 – 12）。
3. 仔细清除牙间隙残留的石膏。
4. 义齿表面加工修整（图 8 – 13）。

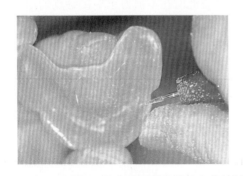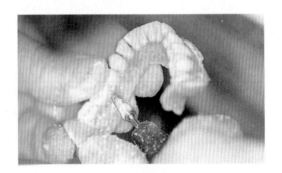

图 8 – 12　修整唇系带和颊系带通道及义齿基托　　图 8 – 13　义齿表面加工修整

5. 用硅橡胶抛光轮对义齿进行预抛光（图8-14）。

6. 用布轮和湿的浮石粉进行抛光（8-15）。

7. 用干布轮或鬃轮蘸抛光膏对义齿进行光洁抛光（图8-16）。

8. 精加工、抛光和清洁好的义齿（图8-17）。

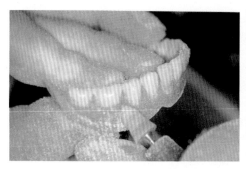 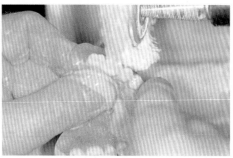

图8-14 用硅橡胶抛光轮对义齿进行预抛光　　**图8-15** 用布轮和湿的浮石粉进行抛光

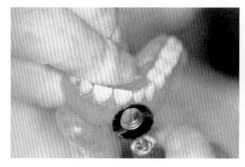 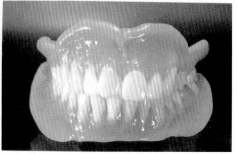

图8-16 用干布轮或鬃轮蘸抛光膏进行　　**图8-17** 经精加工、抛光和清洁好的义齿
光洁抛光

注意：抛光并不一定意味着要表面磨掉一层，一定要特别注意不要破坏已费了很大工夫调整好的正中咬合关系！

思　考　题

1. 调整咬合的最高准则是使牙弓间形成（　　），并能保证（　　）运动。

2. 调整咬合的步骤顺序依次为：（　　）、（　　）、（　　）、（　　）。

3. 在调整正中咬合时，不许使（　　）关系受到破坏。（　　）绝不可打磨，只允许打磨相应窝沟和对颌牙边缘嵴。

4. 在侧方运动时，工作侧上下牙颊尖发生早接触，则调整（　　）。

5. 在侧方运动时，工作侧上下牙舌尖发生早接触，则调磨（　　）。

第九章　全口义齿的初戴和复诊

 知识要点

这一章是第 14 道工序，主要由牙科医生完成。技师需要知道其具体过程及过程中一些细节，以便更好地和医生交流。

第一节　全口义齿的初戴

把全口义齿戴入口腔这一工作是由牙科医生来完成的，它是第 14 道工序。

对于牙科医生来说，由牙科技师提供的义齿是令人满意的，因为该义齿已经过充分调整和检查。牙科医生可目视检查义齿加工的正确性，塑料的质量，以及义齿基托边缘处的加工精度，此外在𬌗架中还可方便地检查后牙正中咬合以及下颌进行功能运动时的𬌗平衡情况。

牙科医生在对义齿进行了上述检查之后，把义齿装入患者口内。首先要检查义齿基托与牙槽的配合精度以及固位力，并去除压痛点。其次应仔细检查牙弓间的咬合情况，并把明显可见的不精确处用功能研磨法消除掉，精细研磨可在复诊时进行。当义齿在患者口腔中稳固地固位后，即可进行发音检查，对基托后缘进行磨薄可改善义齿发音性能。舌头的活动可能会受到限制。这只能请患者逐渐习惯。之后应向患者仔细讲解如何维护义齿，这样就可以让患者戴着新义齿以新的面貌离开诊所，但过些天还需再来进行复诊。

全口义齿戴入患者口腔后应进行的功能性检查如下：

1. 正中触点检查。
2. 检查上下颌息止距离。
3. 检查切牙缘覆盖和覆𬌗，以及义齿美观性和唇的丰满度。
4. 检查上颌后牙的静力稳定性，以及上颌义齿的位置稳定性。
5. 检查下颌后牙的静力稳定性，以及下颌义齿的位置稳定性。
6. 用精细研磨法去除𬌗面早接触点。

第二节　全口义齿的复诊

制作全口义齿工作的第十五道工序是对义齿配戴者进行复诊，此项工作是由牙科医生来完成的。

复诊指的是对患者进行复查并采取必要的处置措施。如果患者对全口义齿感到不习惯和无信心，则应由牙科医生对其做思想工作，使患者明白需要很长时间才能习惯新义齿。如果患者戴上义齿感到难受，则应到诊所进行检查。常出现的问题有以下几种：

一、压痛点

如果黏膜存在压痛点并在相应义齿组织面部位上发现有尖棱或突起点，则应对其进行打磨缓冲。如果系带有压痛，则多为义齿系带区避让不足造成，可通过仔细检查确定干扰部位加以磨改。义齿基托边缘过长也会引起压痛，可相应进行打磨修正，使其具有正确的功能性形状。

二、干呕刺激

干呕刺激多是由上颌义齿引起的。其原因多半是由于义齿基托后部过度伸长而覆盖到软腭上。可测量基托伸长部分并加以磨短和磨薄，同时在 A 线区进行衬垫以保证义齿基托后部边缘处的良好密封。

三、咀嚼困难

由患者反映的咀嚼不适感多半是牙弓间咬合不良引起的。通过对牙弓的正中咬合关系和功能性咬合关系进行修正，可提高咀嚼效能。如果存在较大的不精确度，则必须进行重新排牙，以便消除引起咬合不稳定的因素和改善咀嚼效果。

四、上颌和下颌义齿的不稳定性

患者常常抱怨义齿在口腔中固位不良。其原因多半是由于存在咬合干扰。功能性咬合平衡在大多数情况下会提高义齿基托的稳定性。如果义齿咬合良好而基托与黏膜存在间隙也会引发不稳定，此时应对义齿基托进行衬垫处理来改善义齿的吸附力。此外，还可通过延伸义齿基托长度不足部分来提高义齿的固位与稳定。

在复诊时如果发现义齿有上述多数问题或者义齿功能严重不良，最好是重新制作，这是最迅速和易成功的解决方法。

第十章　全口义齿的修理

 知识要点

　　全口义齿在戴用期间，可能会发生人工牙折断、脱落、基托折断等现象，需要技师掌握义齿修理的解决办法。另外，义齿修理在技工室里往往属于加急工件，技师应该明白并予以理解这一需求。

第一节　人工牙的折断或脱落

　　义齿的人工牙折断或碎裂是一个常见的问题，多见于前牙，可因人工牙与基托结合面积小，咬合力大或外力折断而造成。修理方法如下：

一、基托的准备

　　对人工牙脱落的义齿，可用钻头将失牙处的基托表面磨出新鲜面，并适当扩大牙窝，注意保留唇侧龈部基托，以免唇侧新旧塑料颜色不一致而影响美观。

　　如人工牙折断时，应将其残留在基托内的部分一起磨去。若折断的是瓷牙，可用加热的雕刻刀将瓷牙从基托中撬出；也可用裂钻从舌侧龈缘处去除塑料，并将折断瓷牙去除，然后用上述方法磨改扩大基托的牙窝。

二、选牙

　　若脱落的人工牙已丧失，可选择与同名牙形态、颜色、大小相类似的人工牙。经磨改后放在牙窝内，比较其与义齿的协调性，并注意调整咬合关系。

三、用自凝树脂固定

　　在基托的牙窝周围和选好的人工牙盖嵴部滴少量自凝单体来溶胀树脂，调少量基托色自凝树脂，于粘丝期填入牙窝内，然后将选磨好的人工牙就位，修去多余的自凝树脂，并注意检查咬合关系及确认人工牙的正确位置，待树脂凝固后磨光完成。

四、用热凝树脂固定

　　多用于人工牙脱落数目较多者。选好牙后，常规排牙，装盒填胶，热处理磨光完成修补。

第二节　全口义齿基托折裂或折断

全口义齿的基托折裂常出现在正中区，折裂线常起源于较深的唇系带切迹处。基托折断经常出现在义齿摔落在坚硬的表面上时，此种情况下，在灌制模型时要确定义齿的各组成部分都在正确的位置上。

修理方法：

一、对接基托

基托折裂或折断修理最重要的步骤是裂面或断面的准确对接复位。将裂面或断面洗净，擦干后涂布 502 胶，然后再将两面准确对位、固定。也可用金属棒数根横贯折断线，两端用粘蜡固定（图 10－1）。

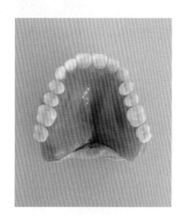

图 10－1　没有助手时，可用胶泥来帮助拼接基板碎片

二、制作模型

调拌适量的石膏，灌入暂时对位连接在一起的义齿组织面，等待石膏凝固（图 10－2）。

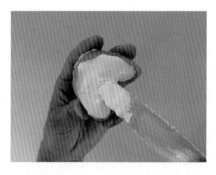

图 10－2　在拼好的基托内灌模型，根据碎裂的程度，可用模型缓冲材料或藻酸盐对倒凹处做进一步处理

三、断面处理

石膏凝固后，如能将义齿从模型上取下，则用钨刚钻头加宽基托的折断面并深达组织面，模型上涂布分离剂，然后将义齿按原来位置放好。如组织面有倒凹，义齿不能从模型上取下时，可只用钻头将折断处两侧基托磨去一部面，深达组织面，注意不要损伤石膏模型（图 10 - 3）。

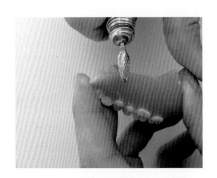

图 10 - 3　用钻头在每个碎块的边缘形成斜面

四、放置加强丝

如果需要的话，用加强杆来增加修理的强度（图 10 - 4）。

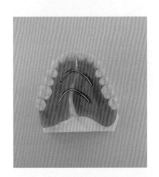

图 10 - 4　用钢丝或网状物来增加强度

五、填胶

将磨过的基托表面用少量单体溶胀，调适量自凝树脂，于粘丝期放到基托断面处，注意不要混入气泡。蘸单体在自凝树脂表面加压，并使之光滑。然后放到压力锅中加压凝固 5 分钟，待树脂凝固后取出磨光完成。也可用蜡恢复义齿外形。然后常规热处理后磨光完成。

第三节　全口义齿的重衬

全口义齿使用一段时间后，因基托下骨质的吸收或组织变形，义齿基托的组织面与组织间产生空隙，空气和食物残渣容易进入并影响义齿固位，同时易造成基托破裂、折断。通过新的基托材料使义齿组织面与组织再密合的方法叫重衬。

重衬也适用于初戴义齿固位不好时的修理，不适合咬合关系变化较大的义齿。重衬可分为硬衬和软衬两种。

一、硬衬

硬衬即重衬的材料凝固后与基托强度相同或接近，有两种硬衬方法：

（一）自凝树脂重衬法

1. 将义齿刷洗干净，用砂石将组织面和基托边缘均匀地磨除 1mm，使组织面粗糙。
2. 在患者口腔黏膜上涂石蜡油或其他油剂。
3. 调拌自凝塑料均匀放置在义齿组织面上。
4. 将义齿戴入患者口内，嘱患者作正中咬合，并作肌功能修整。
5. 待自凝树脂稍变硬时，可让患者漱口使义齿松动而取出，检查义齿组织面及边缘处有无缺陷，如有，则在该区域加上自凝树脂，再戴入口内修整。
6. 自凝树脂硬固后，去掉表面多余的塑料，然后将义齿边缘及表面磨光。
7. 戴入患者的口内，检查义齿的固位、稳定和咬合。

用直接重衬时应注意患者有无过敏史，同时注意自凝树脂硬固时会放热，易灼伤黏膜应及时取下义齿在口外硬固。

（二）热凝树脂重衬法

间接法重衬义齿适用于义齿基托边缘过短，基托组织面和黏膜之间空隙大，且重衬面积大，患者对自凝树脂过敏者。

1. 将旧义齿刷洗干净，并用砂石将组织面及基托边缘均匀磨除 1mm。
2. 调拌适当的弹性印模材料放入旧义齿组织面，戴入患者口内，作正中咬合，并作肌功能整塑。放置的印模材料量不宜过多、过稠，以免影响义齿垂直距离和正中关系。
3. 印模材料凝固后，从口内取出义齿。注意此时应注意感觉义齿的固位力情况，如果义齿有明显的吸附固位，则多数情况下重衬后的义齿固位也较好。
4. 在义齿内灌注石膏模型后修整基托边缘。特别注意不能从模型上取下义齿或使义齿松动。
5. 常规包埋、装盒、除蜡。
6. 去尽印模材料后，常规充胶、热处理、打磨抛光。
7. 将义齿戴入患者口内，检查义齿的固位和稳定，调整咬合。

二、软衬

软衬材料是一种柔韧，具有黏弹性的高分子材料，能与义齿基托结合。适用于牙槽嵴薄且覆盖黏膜无弹性的无牙颌患者，以缓解黏膜压痛，提高义齿基托与黏膜的吸合力。软衬材料重衬的缺点是不宜抛光，且材料较易老化，不易清洁。

软衬操作步骤：

1. 附有弹性印模材的义齿准备装盒（图10-5）。

2. 把义齿包埋在下半型盒中，石膏完全硬固后，在其表面涂分离剂（图10-6）。

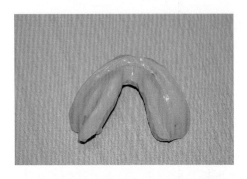 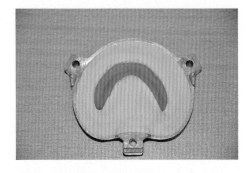

图10-5 附有弹性印模材的义齿准备装盒 **图10-6 人造石完全硬固后，在其表面涂分离剂**

3. 把真空搅拌的人造石小心灌入义齿组织面，注意不要产生气泡，灌满组织面后，将石膏灌满上半型盒。

4. 当石膏完全硬固后将型盒置入热水中约5分钟，这样可使印模材变软，利于分开上下型盒（图10-7）。

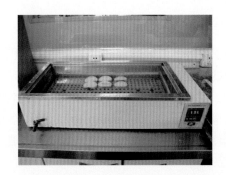

图10-7 人造石完全硬固后将型盒置入54℃的热水中5分钟，
使印模变软，分开型盒时注意勿损害人造石的形态

5. 轻轻将型盒分开，注意勿造成人造石的折裂。型盒的上半部准确地复制出印模材料的形态，包括义齿的整个边缘形态（图10-8A、B）。

通过第二次人造石的灌注形成了组织面的准确形态。添加软衬前，在去除组织形态印模和基托预备过程中不要损害边缘形态。操作将在型盒的下半部分进行。

6. 用刮勺去除大部分印模材料，再用牙钻去除剩余材料及多余基托树脂，使软衬材料在所有区域都达到2~3mm的厚度。同时应注意基托塑料最薄处也有3mm的厚度，否则义齿易折断（图10-9）。修整边缘，去除锐角，形成连接处。

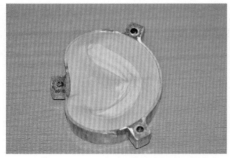
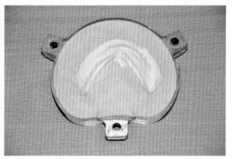

A. 将型盒分开，注意勿造成人造石的折裂　　　B. 型盒的上半部准确地复制出印模材料的形态

图 10 - 8　将型盒分开，型盒的上半部准确地复制出印模材料的形态

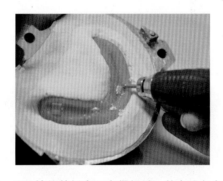

图 10 - 9　用牙钻使基托表面变得粗糙，并去除多余基托材料

7. 在石膏表面涂布分离剂，晾干 5 分钟。

8. 在使用软衬材料前将粘结剂涂布至树脂基托的组织面，以确保软衬材料同基托的牢固结合（图 10 - 10）。

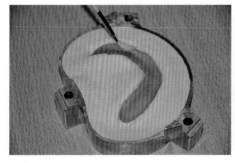
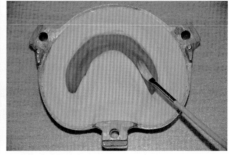

图 10 - 10　在义齿的基托面涂粘结剂

9. 将软衬材料取出，搓成条状放在基托上，并用薄塑料纸置于其上（图 10 - 11）。

10. 盖上型盒，使用尽可能小的压力使材料分布均匀，用锋利的刀片去除菲边（图 10 - 12）。

11. 开盒，用刀片去除多余材料，重复至少 2 次以上以使菲边最少。

12. 去除塑料纸，在压力下关闭型盒，30 分钟内使温度升至 70℃，维持 30 分钟后升至沸点，维持 2 小时。

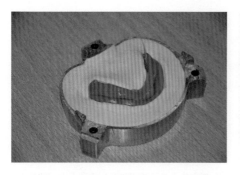

图 10 - 11　将软衬材料捏成条状放在基托上

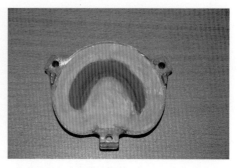

图 10 - 12　使用小的压力使材料分布均匀，用刀片去除菲边

13. 自然冷却后开盒，用气凿去除义齿表面的石膏。用剪刀修去菲边，并用专用钻头来精修和磨光弹性衬垫材料，应注意避免使基托和衬层分离（图 10 - 13）。

14. 义齿加衬完成待用。

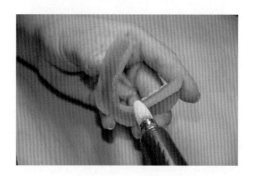

图 10 - 13　用圆柱状磨头精修和磨光弹性衬层

思 考 题

1. 基托折裂或折断修理最重要的步骤是（　　　　　）。

2. 重衬是指（　　　　　），常适用于齿固位不好时的修理。

3. 软衬适用于牙槽嵴薄且覆盖黏膜无弹性的无牙颌患者，其目的是（　　　　　）

4. 软衬材料在所有区域应达到（　　）mm 的厚度。同时应注意基托塑料最薄处也有（　　）mm 的厚度，否则义齿易折断。

第十一章　其他形式的全口义齿

 知识要点

前面的章节讲解了常规全口义齿的制作，是最重要的基础。当然，在实际工作中还有其他形式的全口义齿，尤其是种植全口义齿现在呈现良好的发展趋势。

第一节　金属基托全口义齿

金属基托用于全口义齿的参考文献在古代就有记载。众所周知，在现代用钴铬钼合金来制造义齿基托的病例也越来越多。高级金合金也可用于制作义齿基托，但由于其价格贵且自重量较大故较少被应用。

金属基托的优点是：

1. 金属基托与口腔黏膜具有良好的相容性。
2. 对于上颌来说，腭板可做得很薄。
3. 金属基托相对于树脂具有较高的刚度。
4. 形态的精确度高。

金属基托是用大家熟知的带模铸造法制作而成的。工艺也不存在大的困难。上颌金属板厚度约为 0.4mm，下颌金属板厚度约为 0.6mm。其具体制作工艺参阅活动义齿有关章节。

金属基托的缺点是：

1. 不易重衬。
2. 自身重量大。
3. 制作时间长，成本高。

第二节　即刻全口义齿

即刻全口义齿是指在拔牙前取印模制作模型，在模型上推测拔牙后的牙槽嵴衍变形态后预先完成义齿，拔牙后立刻将牙载入口腔。

一、即刻全口义齿的优缺点

1. 即刻全口义齿的优点

（1）满足了患者的美观要求和社会心理需求，使患者的正常社交活动不受影响。

（2）容易求得正确颌位关系。

（3）有利于拔牙创口的愈合和减少无牙的时间。

（4）容易选择和排列人工牙。

医师和技师可以参照患者口内存留的天然牙，根据其形状、大小、颜色选择相似的人工牙并根据自然牙的位置和牙弓的形状排列人工牙。

2. 即刻全口义齿的缺点

（1）戴即刻全口义齿后，需较长时间进行观察和必要的处理。这是由于戴牙后的一段时间内，牙槽嵴迅速吸收，义齿基托与牙槽嵴之间出现间隙，导致义齿固位较差，必要时需作重衬处理。

（2）由于一次需拔除较多余留牙并完成戴牙，需要较长的诊治时间，对于年龄较大和体弱的患者，必须慎重考虑是否适宜。

二、即刻全口义齿的制作

即刻全口义齿一般适用于存在不能保留的前牙而后牙缺失的患者。

方法步骤：

1. 技工应按医生提供的正中𬌗架关系记录将模型固定于𬌗架上（图 11 - 1A、B）。

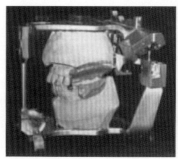 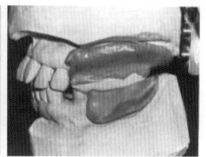

A. 将模型包埋固定于𬌗架上　　　　　　B. 模型上只有前牙，
　　　　　　　　　　　　　　　　　　　主要与下颌的活动义齿形成咬合

图 11 - 1　将模型固定于𬌗架上

2. 试戴：模型上𬌗架后，可按照上下颌关系，先排列缺失的后牙。排牙的方法和要求与全口义齿相同，将排好的后牙基托戴入口内，检查咬合关系是否准确，如有不恰当之处，应予以及时改正（图 11 - 2）。

3. 排牙：排好后牙的蜡基托，经口内试戴合适后，放回𬌗架的模型上。在排列前牙前，要削除余留的石膏牙。可以削除一个石膏牙，排上一个人工牙（图 11 - 3）。

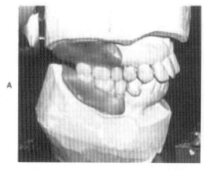 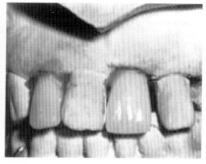

图 11-2　在基托上排好牙，用于试戴　图 11-3　毗连义齿的模型牙为义齿
　　　　　　　　　　　　　　　　　提供良好导向

此种排牙方法因有邻牙和对侧同名牙做参考，所排的牙与原天然牙的形状与位置相接近。当然必要时也可对人工牙做适当的调整以更利于美观和功能。在削除石膏后，可根据情况对牙槽嵴做 2~3mm 的刮除，以便义齿能更好地适应拔牙后的牙槽嵴的形态变化。

根据以上方法循序渐进完成前牙的排列（图 11-4）。

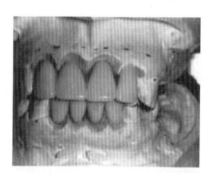

图 11-4　循序渐进完成前牙的排列

4. 常规完成义齿蜡型（图 11-5）。

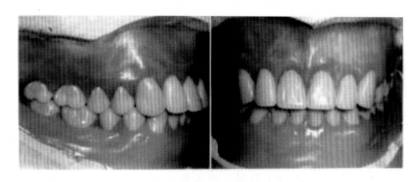

图 11-5　按常规完成义齿蜡型

5. 按常规方法完成制作后，打磨抛光，将义齿浸泡在消毒溶液中备用。

6. 外科手术和义齿戴入：即刻全口义齿完成后，即可拔除余留牙，修整牙槽骨，并即时戴入义齿。

7. 手术后的护理：

（1）初戴 24 小时不要吃较硬和过热的食物，以免刺激伤口疼痛或引起术后出血。

（2）次日复诊，摘下义齿，用温水冲洗伤口，了解并检查患者戴用义齿情况，修改义齿的压痛区，调整咬合。

（3）2~3 月后定期检查。此时牙槽嵴吸收基本稳定，可及时进行重衬处理或重新制作义齿。

第三节　种植体支持式全口义齿

近二十年来，骨内种植体越来越多地应用到牙科医学中。为了提高全口义齿的固位，舒适性及咀嚼功能，无牙颌患者也可选择种植技术来完成义齿修复。严格来讲，此部分内容具有较强的专业领域和特殊性，已超出初学者的学习范围，所以本节只对其内容做简单的原则讲述，更深的相关领域需要学员在今后的长时间工作中不断去探索和学习。

一、适用范围

由于在通常情况下上颌全口义齿的固位比下颌义齿好，同时上颌骨中的海绵状骨结构远比下颌多，因此在上颌很少采用种植式全口义齿。

骨内种植式全口义齿特别适合于无牙且强烈萎缩的下颌，因为这时下颌全口义齿的固位性能往往不良。如果无牙颌上下颌之间颌间距离很大，可能出现很大的杠杆力，最好不要直接安装义齿。应当先采用外科手术法使牙槽增高之后再安装种植义齿。

为了对种植义齿手术进行设计，即使对无牙颌患者也必须做模型分析。首先，应把无牙颌模型安装于𬌗架上，从安装于𬌗架中的模型可以看出，上下颌间的距离是否足以容纳骨内种植体和相关的上部结构以及种植体沿什么方向植入（以牙槽中线为参照物）。然后按常规方法完成临时全口义齿，戴入患者口腔确认义齿的美观性并建立正确咬合关系和垂直距离以后，根据现有义齿的相关信息来指导种植体的选择和植入部位及角度。

二、手术过程

为了使种植体具有位置稳定性，就必须使种植体和已处置过的骨床间实现精密配合。采用标准化工具或者按种植体形状修磨过的铣头或钻头比较容易加工出所需的孔。为了正确地进行外科手术，应在下颌和上颌采用导向𬌗板。借助于与未来义齿配套的𬌗板可以使种植体以正确的位置和方向进入骨床中，这就可以保证未来的义齿可轻松地安装在种植体上并具有良好的功能和美观性。

当用外科手术把种植体植入骨床后，把黏膜缝合起来并等待其痊愈。种植部位骨床的痊愈需要较长时间，在上颌约为 3 个月，在下颌约为 6 个月。在这段时间内患者可继续配戴其原有的全口义齿。

三、种植式义齿的上部结构

为了使种植式义齿获得成功，必须十分重视义齿的上层结构。如果种植体上存在着不良负荷，则必然引起种植体的提前脱落。

在把义齿上部结构固定于种植体上时，基本上有两种型式：

1. 完全由种植体来支持义齿上部结构。

2. 由种植体和黏膜共同支持义齿上层结构。

四、种植式义齿的结构型式

方案一：下颌全口义齿由位于无牙下颌前部的两个互相连接的种植体来固位。这两个种植体是由一个桥件连接起来。种植义齿是由黏膜和种植体共同支持的。

1. 此种方案优点

（1）两个种植体被连接在一起，因此可使负荷力合理分布。

（2）可对义齿提供可靠和良好的定位。

2. 此种方案缺点

（1）为使桥件能正确安装，要求种植体的位置非常准确。

（2）桥式结构会影响患者的口腔卫生。

方案二：

在无牙下颌前部放置 4~5 个种植体，这些种植体被一个向远中延伸的桥体连接起来。此种义齿是完全由一种种植体来支持的，且属可摘型。

1. 此种方案优点

（1）适用于种植床不理想的病例。

（2）允许采用少数几个种植体

（3）美观性和功能性都不成问题，不妨碍空气和唾液的排出，可保证唇部丰满并可填补骨和软组织缺失。

（4）口腔卫生比固定式义齿好。

2. 此种方案缺点

（1）咬合力和咀嚼效果不如固定式义齿好。

（2）由于义齿是可摘下来的，因此对患者有不利的心理影响。

方案三：

在无牙下颌前部布置 5~6 个种植体。此义齿完全依靠种植体来支持，义齿被螺丝固定于种植体上，在需要时可拆下来。此义齿的远中端通常可超越最后一个种植体向远中延伸约 13mm。

1. 此方案优点

（1）义齿的固位绝对牢靠，可承受较大的咬合力，咀嚼效率高，心理效果好。

（2）义齿不与黏膜发生接触。

2. 此方案缺点

（1）义齿基托与口腔黏膜间存在缝隙，因此对发育不利，美观性不好，而且会降低唇部丰满度。

（2）此种处置要花费很多时间，费用也较高。

（3）难于保持口腔卫生。

（4）仅适用于口腔种植条件良好的病例。

最后还应指出，上述有关无牙下颌种植义齿的论述也适用于无牙上颌。但必须提到的是，上颌种植义齿的成功率不如下颌种植义齿高。其原因是上颌和下颌具有不同的骨结构。上颌骨结构多为海绵状，而下颌骨结构则比较坚实。

全口义齿工艺技术教学大纲

一、课程的性质和任务

全口义齿工艺技术是三年制口腔修复工艺技术专业学生的一门必修的专业课，是我们结合培养目标、参考德国、日本等国教材、由生产一线技术人员编写而成的校本教材。它的主要内容包括全口义齿制作过程中所涉及的印模与模型，颌位关系及排牙等方面的专业理论及实际操作要求。通过本课程的学习，使学生认识到全口义齿技术在口腔修复中的重要作用，初步学习全口义齿理论及实际操作基本要求，并能通过排牙训练来获得牙齿排列与咬合方面的知识。

二、课程教学目标

1. 知识教学目标

（1）掌握无牙颌与全口义齿的基本理论与知识。

（2）掌握全口义齿模型的制作及上𬜬架的要求。

（3）掌握人工牙排列技术及基托的成形技术。

（4）掌握装盒充胶技术。

（5）了解全口义齿的技术难点。

2. 能力培训目标

（1）培养学生明确自己对专业学习的能力。

（2）培养学生学好牙齿排列技术的能力。

（3）培养学生技能训练和动手能力。

3. 思想教育体系培养目标

（1）培养学生重视全口义齿的职业道德和敬业精神；

（2）培养学生热爱专业和刻苦学习的精神。

三、学时分配表

教学内容与顺序	理论学时数	操作学时数
第一章　无牙颌与全口义齿	4	——
第二章　印模和模型	4	4
第三章　记录颌位关系	4	2

续表

教学内容与顺序	理论学时数	操作学时数
第四章　把功能缘模型装入𬌗架（上𬌗架）	2	4
第五章　人工牙的选择	2	—
第六章　排牙	4	30
第七章　从蜡义齿到树脂义齿	2	8
第八章　调整咬合与义齿抛光	2	8
第九章　全口义齿的初戴和复诊	1	—
第十章　全口义齿的修理	1	8
第十一章　其他形式的全口义齿	1	—
合　计	27	64

四、教学内容和要求

教学内容	教学要求		
	了解	熟悉	掌握
第一章　无牙颌与全口义齿			
一、无牙颌		√	
二、全口义齿基本知识	√		
三、全口义齿的制作流程			√
第二章　印模和模型			
一、解剖印模	√		
二、解剖模型（初模型）	√		
三、功能托盘		√	
四、功能印模		√	
五、功能缘模型			√
第三章　记录颌位关系			
一、基托与𬌗堤的制作			√
二、颌位关系的确定			√
第四章　把功能缘模型装入𬌗架（上𬌗架）			
一、利用蜡𬌗记录上𬌗架			√
二、利用面弓记录上𬌗架		√	
三、利用安装钥匙上𬌗架	√		
教学内容	教学要求		
	了解	熟悉	掌握
第五章　人工牙的选择			
一、人工前牙的选择			√
二、人工后牙的选择			√
三、人工牙材料选择			√
四、人工牙的个性化处理		√	
第六章　排牙			
一、排牙基本原则		√	
二、四步排牙法			√

教学内容	教学要求		
	了解	熟悉	掌握
三、APF 排牙法	√		
四、牙龈蜡型的制作及蜡义齿试戴			√
第七章　从蜡义齿到树脂义齿			
一、填压法			√
二、热聚合注塑法	√		
第八章　调整咬合与义齿抛光			
一、调整咬合			√
二、义齿抛光			√
第九章　全口义齿的初戴和复诊			
一、全口义齿的初戴	√		
二、全口义齿的复诊	√		
第十章　全口义齿的修理			
一、人工牙的折断或脱落		√	
二、全口义齿基托折裂或折断		√	
三、全口义齿的重衬		√	
第十一章　其他形式的全口义齿			
一、金属基托全口义齿		√	
二、即刻全口义齿		√	
三、种植体支持式全口义齿	√		